中国医学临床百家

古洁若 / 著

高尿酸血症及痛风
古洁若 2019 观点

科学技术文献出版社
SCIENTIFIC AND TECHNICAL DOCUMENTATION PRESS

·北京·

图书在版编目（CIP）数据

高尿酸血症及痛风古洁若2019观点 / 古洁若著. —北京：科学技术文献出版社，2019.2（2021.1重印）

ISBN 978-7-5189-4991-5

Ⅰ.①高… Ⅱ.①古… Ⅲ.①痛风—防治 Ⅳ.① R589.7

中国版本图书馆 CIP 数据核字（2018）第 283153 号

高尿酸血症及痛风古洁若2019观点

策划编辑:巨娟梅	责任编辑:巨娟梅 吴 微	责任校对:文 浩	责任出版:张志平

出 版 者	科学技术文献出版社
地 址	北京市复兴路15号　邮编　100038
编 务 部	（010）58882938，58882087（传真）
发 行 部	（010）58882868，58882870（传真）
邮 购 部	（010）58882873
官 方 网 址	www.stdp.com.cn
发 行 者	科学技术文献出版社发行　全国各地新华书店经销
印 刷 者	北京虎彩文化传播有限公司
版 次	2019年2月第1版　2021年1月第3次印刷
开 本	710×1000　1/16
字 数	95千
印 张	10.5
书 号	ISBN 978-7-5189-4991-5
定 价	108.00元

序
Foreword

韩启德

欧洲文艺复兴后，以维萨利发表《人体构造》为标志，现代医学不断发展，特别是从 19 世纪末开始，随着科学技术成果大量应用于医学，现代医学发展日新月异，发生了根本性的变化。

在过去的一个世纪里，我国现代化进程加快，现代医学也急起直追。但由于启程晚，经济社会发展落后，在相当长的时期里，我国的现代医学远远落后于发达国家。记得 20 世纪 50 年代，我虽然生活在上海这个最发达的城市里，但是母亲做子宫切除术还要到全市最高级的医院才能完成；我患猩红热继发严重风湿性心包炎，只在最严重昏迷时用过一点青霉素。20世纪60—70年代，我从上海第一医学院毕业后到陕西农村基层工作，在很多时候还只能靠"一根针，一把草"治病。但是改革开放仅仅30多年，我国现代医学的发展水平已经接近发达国家。可以说，世界上所有先进的诊疗方法，中国的医生都能做，有的还做得更好。更为可喜的是，近年来我国医学界开始取得越来越多的原创性成果，在某些点上已经处于世界领先地位。中国医生已经不再盲从发达国家的疾病诊疗指南，而能根据我们自己的经验和发现，根据我国自己的实际情况制定临床标准和规范。我们越来越有自己的东西了。

要把我们"自己的东西"扩展开来，要获得越来越多"自己的东西"，就必须加强学术交流。我们一直非常重视与国外的学术交流，第一时间掌握国外学术动向，越来越多地参与国际学术会议，有了"自己的东西"也总是要在国外著名刊物去发表。但与此同时，我们更需要重视国内的学术交流，第一时间把自己的创新成果和可贵的经验传播给国内同行，不仅为加强学术互动，促进学术发展，更为学术成果的推广和应用，推动我国医学事业发展。

我国医学发展很不平衡，经济发达地区与落后地区之间差别巨大，先进医疗技术往往只有在大城市、大医院才能开展。在这种情况下，更需要采取有效方式，把现代医学的最新进展以及我国自己的研究成果和先进经验广泛传播开去。

基于以上考虑，科学技术文献出版社精心策划出版《中国医学临床百家》丛书。每本书涵盖一种或一类疾病，由该疾病领域领军专家撰写，重点介绍学术发展历史和最新研究进展，并提供具体临床实践指导。临床疾病上千种，丛书拟以每年百种以上规模持续出版，高时效性地整体展示我国临床研究和实践的最高水平，不能不说是一个重大和艰难的任务。

我浏览了丛书中已经完稿的几本书，感觉都写得很好，既全面阐述有关疾病的基本知识及其来龙去脉，又介绍疾病的最新进展，包括笔者本人及其团队的创新性观点和临床经验，学风严谨，内容深入浅出。相信每一本都保持这样质量的书定会受到医学界的欢迎，成为我国又一项成功的优秀出版工程。

《中国医学临床百家》丛书出版工程的启动，是我国现代医学百年进步的标志，也必将对我国临床医学发展起到积极的推动作用。衷心希望《中国医学临床百家》丛书的出版取得圆满成功！

是为序。

作者简介

古洁若，主任医师（一级），教授（二级），博士生导师，国务院特殊贡献津贴专家。现任中山大学附属第三医院风湿免疫科主任、中国医师协会风湿免疫病分会副会长（兼痛风学组副组长）、中国医师协会免疫吸附专业委员会副主任委员、中国风湿免疫病医联体联盟理事会副理事长、亚太医学生物免疫学会风湿免疫学分会主任委员、广东省健康管理学会风湿病和康复专业委员会主任委员、国际强直性脊柱炎专家委员会委员等。前任中华医学会风湿分会副主任委员和广东省医学会风湿分会主任委员。曾赴美国加州大学洛杉矶分校风湿病研究中心留学 3 年，担任美国国立卫生研究院（National Institutes of Health，NIH）研究员 1 年。

从医从教 35 年，对各种风湿性疾病的诊断和治疗有较深的造诣，特别是对脊柱关节炎及强直性脊柱炎、高尿酸血症及痛风的临床和基础研究部分已达国际前沿和国内领先水平。近年来先后负责国家重点研发任务，2016 年作为项目负责人获得精准医疗专项"高尿酸血症、痛风分子分型研究"项目、

"863"项目、国家自然科学基金、卫生部临床学科重点项目、教育部博士点基金等 60 余项国家级及省部级课题。多年来在国内外共发表论文 200 余篇，其中在 *Nature Genetic*、*Arthritis & Rheumatism* 等 SCI 收录杂志中以第一通讯作者发表论文 100 余篇，出版专著 19 本。曾获得首届国家名医"国之名医·卓越建树"荣誉称号；国家自然科学基金"杰出青年基金"；卫生部科教司"教书育人，管理育人，服务育人"先进个人荣誉奖；"中国女医师协会五洲女子科技奖：临床医学科研创新奖"；2016 年"高等学校科学研究优秀成果奖自然科学"一等奖等。

前　言

近年来，高尿酸血症及痛风在中国常被称为"危害人类健康的第四高"，它是一种全身性代谢性疾病，各国相关研究以及专家诊治指南也不断发表和更新。令人吃惊的是，截至目前，我国该病发病率高达 25% 左右，其中小于 50 岁的人群占 50% 以上。由于"高尿酸血症"与"痛风"两个疾病概念之间不是简单的因果关系，使得我国的临床医师和患者对该病的认识还不清晰、不重视的现象普遍存在。

高尿酸血症及痛风的诊断和治疗仍是世界性难题，通过国内外学者不断探索，2017 年取得了较多的新突破。中国医师协会风湿免疫医师分会成立了高尿酸血症及痛风学组，新的方向、新的起步，给了我们机遇和挑战。面临临床日益增多的高尿酸血症及痛风患者，尤其遇到晚期内脏重要器官严重受累出现高血压、糖尿病和肾功能不全的患者时，降低该病的发病率和死亡率显得尤为迫切，提醒我们应该有所行动。

2016 年 11 月，中华医学会风湿病学分会为该病制定了诊疗指南，为了进一步指导和规范该病的临床诊疗和健康管理，"中国医学临床百家丛书"的《高尿酸血症及痛风古洁若 2019 观点》一书，将从该病现状、病因和发病机制、诊断、治疗原则等方面入手，详细介绍与该病相关的 2017—2018 年新进展。本书的指导思想是基于创新性思维，科学认识该病致病因素所致的宏观和微观改变及机体防御和修复能力之间的关系，调动机体防御、修复能力及使用必要的药物和手段，以祛除疾病，达到恢复健康之目的。具体体现在四种思维：系统思维、辨证思维、整体思维、唯美思维。

本病诊治的原则：强调的是个体化原则、简单化原则和"长治久安"原则。本病达标治疗的策略包括不同疾病阶段的速战速决策略、急则治标策略、持久战策略、联合用药策略、扶正祛邪策略等。力图采用辨证思维方法，辨论疾病、患者、药物的异质性；核心是以人为本，以病人为中心；辨证即抓住本病的本质和规律。书中涵盖权威国际诊治指南的介绍，同时也结合了我们团队长期对该病研究和临床诊治的实践经验，思考整理而成，希望能为临床一线医师和医学生提供有价值的专业指导和学习参考。

鉴于我们有限的理论水平和专业知识，书中难免存在纰漏，希望读者能提出宝贵的建议并指正，让我们携手为最终能实现该病的达标治疗而努力。

最后，特别感谢我的团队里 60 余位共同学习和工作多年的学生和同事参与本书的编写工作。

目 录
Contents

高尿酸血症及痛风流行病学与危险因素

1. 高尿酸血症及痛风患病率逐渐上升和年轻化不容忽视

痛风自古就是欧美等发达国家的常见病，最早是在欧洲一些国家的富贵阶层人群中流行，因此痛风有"帝王病""富贵病"之称。第二次世界大战后，随着各国经济水平的提高，痛风在世界各国的发病率逐年上升。高尿酸血症是引起痛风的重要生化基础，但是痛风的患病率远低于高尿酸血症。

痛风的发病率在不同国家、不同种族之间有明显的差异，以下是近十几年来世界不同国家发表的有关痛风发病率的数据。

痛风在靠海的国家患病率最高，如我国台湾地区的原住民及太平洋岛国上的毛利人，其痛风患病率可达 10%。在北美及西欧痛风的患病率为 1% ～ 4%，而在前苏联国家、伊朗、土耳其、非洲国家的患病率很低。

痛风在欧美发达国家的患病率均超过 1%，美国成年人（年龄大于 20 岁）痛风的患病率为 3.9%；加拿大成年人痛风的患病率为 3%；希腊痛风的患病率为 4.75%，是欧洲国家中最高的；英国成年人痛风的患病率为 3.22%，西班牙与荷兰痛风的患病率与英国数据类似；而德国痛风的患病率为 1.4%，法国为 0.91%，较其他欧洲发达国家低；葡萄牙有着欧洲发达国家中最低的痛风患病率，仅为 0.3%。澳大利亚成年人痛风的患病率为 3.8%，太平洋岛国痛风的患病率可达 6.06%，其中的毛利人患病率高达 7.63%。

在亚洲地区，同为发达国家的日本与韩国痛风患病率较欧美发达国家低，2003 年日本痛风的患病率为 0.51%，而韩国 2008 年的痛风患病率为 0.4%。我国香港居民的痛风患病率较高，2001 年的数据显示其 45 ～ 59 岁成年人痛风的患病率为 5.1%，60 岁以上人群痛风的患病率为 6.1%。新加坡华人的痛风患病率也较高，45 ～ 74 岁华人痛风患病率达 4.1%。而我国台湾地区的痛风患病率是亚洲地区最高的，平均患病率达 4.92%，其中原住民痛风的患病率高达 10.42%。

在发展中国家，痛风的患病率低于发达国家。在美洲的墨西哥和古巴，痛风的患病率仅为 0.3% ～ 0.4%，远低于邻国美国。在亚洲的印度、巴基斯坦、菲律宾、泰国这些发展中国家，痛风的患病率均小于 0.5%。

在所有国家中，男性患痛风的概率远高于女性，男女发病比例（3～4）：1。在世界范围内，痛风的患病率均呈现出逐渐增高的趋势。美国的研究数据表明，痛风的患病率在1988—1994年为2.9%，而到2008年升高到3.9%。在英国，1999年的痛风患病率为1.39%，到2012年升高到2.49%。在我国台湾地区，1993—1996年的数据表明男性痛风的患病率为4.74%，女性为2.19%；而到了2005—2008年，男性升高到8.21%，女性升高到2.33%。

在我国，过去的痛风患病率很低，如在1948年仅报道2例痛风，至1958年国内也只报道25例。到了20世纪80年代初期，国内调查结果显示男性高尿酸血症的患病率为1.4%，女性为1.3%。90年代中期以后的调查结果显示男性高尿酸血症的患病率为5.8%～33.1%，女性为0.24%～11.9%。而实际上痛风的患病率远远低于高尿酸血症的患病率。如张海顺等2003年3月至2004年12月对山东省海阳市5个社区沿海自然村居民的流行病学调查显示，高尿酸血症患病率男性为16.58%，女性为7.88%；但痛风患病率男性为0.83%，女性为0.07%，痛风的患病率远远低于高尿酸血症。古萍等2005年对广州市体检人群进行调查显示，高尿酸血症患病率为21.8%，其中男性为27.9%，女性为12.4%。余俊文等2006年对佛山地区的调查结果显示，高尿酸血症患病率男性为22.6%，女性为11.6%。到2016年，中国痛风诊疗指南指出我国高尿酸血症的患病率为5.0%～23.4%，而痛风的患病率为1%～3%。我国高尿酸血症及痛风的患病率也呈逐渐升高的趋势。

（李海波　整理）

2. 女性高尿酸血症及痛风值得关注

血清尿酸盐水平随着年龄而变化，不同性别的血清尿酸盐水平会有明显差异。青春期前的男孩和女孩的正常血清尿酸盐水平也相近。男性的血清尿酸盐水平通常在青春期时达到 $300 \sim 360 \mu mol/L$，此后，随年龄的增长而有极小的上升。相比之下，女性的血清尿酸盐水平随年龄变化的趋势与男性不同，其血清尿酸盐浓度比年龄相近的男性平均低 $60 \sim 90 \mu mol/L$。女性较低的尿酸水平是由于在生育期有较高的尿酸尿排泄分数所致，这种较高的尿酸尿排泄分数主要由雌激素复合物所介导，作用机制可能是通过有机阴离子转运蛋白介导抑制肾脏尿酸盐重吸收，从而加强尿酸盐从肾脏的清除。

女性绝经后的尿酸盐浓度会上升至与成年男性相当的水平。接受激素替代治疗的绝经后女性，其尿酸盐水平升高幅度较小。尿酸盐浓度的年龄相关模式具有性别差异，这种差异似乎导致了男性和女性痛风发病年龄不同的临床差异。男性的痛风发病率增加见于 $30 \sim 40$ 岁，而女性多见于 $50 \sim 60$ 岁。以上研究结果表明，男性和女性在出现痛风的临床表现之前无症状高尿酸血症期平均为 10 年或更长。一项中国的横断面研究表明，女性患者的血尿酸水平随着年龄的增加而上升，而男性的血尿酸水平随着年龄的增加而下降。另一项研究表明，不管任何年龄段，男性血尿酸值普遍高于女性。

有肾脏病、心血管疾病、肿瘤等基础病的女性更需要注意尿酸水平。一项国内的研究表明，女性狼疮性肾炎患者的高尿酸血症发病率随肾脏损害的早期、中期、晚期的加重有上升趋势。患者血清尿酸水平可以作为其肾脏损害程度的一个评估因子，动态监测其血清尿酸水平，可能有助于了解肾脏损害程度。高尿酸血症与女性膀胱癌的复发关系密切，可能是女性膀胱癌复发的危险因素之一。一项 meta 分析表明，高尿酸血症女性患者中风的危险因素和致死率要低于男性患者。

值得注意的是，有部分患者不符合痛风的"典型"临床特征（即可能有肥胖、高血压及经常饮酒的 30 ~ 60 岁男性）。这些越来越普遍的"非典型"特征组通常与典型特征组不同。非典型特征组包含年龄较大的患者、女性比例更高、接受利尿剂和钙调磷酸酶抑制剂（如环孢素、他克莫司）的器官移植受者，以及存在合并疾病。

痛风曾经被称为"帝王之病"，随着生活水平的改善，痛风的发病率和患病率均不断上升，且发病年龄有年轻化趋势。对于女性患者出现急性关节痛，不能轻易诊断症状不是由痛风引起。相比于女性，痛风更倾向于在男性中较早发病，男性原发性高尿酸血症常开始于青春期。无论在男性还是在女性中，痛风的发病率都随年龄增加而上升。痛风不仅可导致关节肿痛，还会对肾脏、心脑血管等重要脏器产生深远不良影响。对于这一古老疾病的现代表现，广大临床医师需要做到及时更新知识，减少误诊和漏诊率，开展正确的健康知识传播及积极有效的治疗。

（蒋雨彤　整理）

3. 肥胖儿童血尿酸检查应作为常规关注的健康问题

（1）概述

高尿酸血症（hyperuricemia，HUA）是由嘌呤代谢异常导致尿酸生成过多和（或）尿酸排出减少引起。HUA 导致的痛风主要发生在成人，随着我国经济的发展，人民生活水平的提高和饮食结构的改变，HUA 患病率逐年增高，并且开始出现年轻化、低龄化趋势。美国 Bogaisa 研究发现正常体重的男、女童 HUA 患病率分别为 8.1%、8.5%，而肥胖男、女童 HUA 患病率分别为 24.6%、23.9%。我国的调查发现正常体重儿童 HUA 患病率约 12.94%，其中男童 HUA 为 19.57%～33.3%，女童为 5.67%～7.1%，肥胖儿童 HUA 检出率达 35.3%，正常体重儿童和肥胖男童 HUA 发生率均高于美国 Bogaiusa 的结果，甚至有调查显示我国沿海地区儿童 HUA 患病率高达 40%。这说明以前发生在发达国家的一些少年儿童疾病也开始在我国发展起来，但由于儿童 HUA 患者早期大多无明显临床症状，因此未能得到足够重视。

（2）儿童 HUA 的诊断

HUA 是指血尿酸水平超过正常范围的上限（通常为同性别、同年龄的健康人群血清尿酸平均值加 2 个标准差）。考虑人体体温 37℃，体液的 pH 及血浆蛋白可结合的尿酸值，通常把 HUA 定义为成年男性或者年龄大于 15 岁男性空腹血尿酸超过 420μmol/L，成年女性、女性儿童或者年龄小于 15 岁男性空腹血尿酸超过 360μmol/L。国际上有关儿童 HUA 的定义尚未达成一致，有研究认为儿童 HUA 的定义是血清尿酸水平 1 ～ 12 个月＞ 500μmol/L，1 ～ 10 岁＞ 320μmol/L，11 ～ 15 岁男童＞ 470μmol/L，11 ～ 15 岁女童＞ 350μmol/L，15 岁以上采用成人标准。国内目前关于儿童血尿酸水平的研究大多参考《诸福棠实用儿科学》第七、第八版，正常范围：119 ～ 416μmol/L，以尿酸水平大于 416μmol/L 为儿童 HUA。

（3）儿童高尿酸血症的发病机制

①儿童尿酸生成过多　10% 的儿童 HUA 与尿酸生成过多有关，包括内源性尿酸生成过多以及获得性尿酸增加。前者可能与尿酸代谢中的酶基因突变有关，儿童 HUA 需要充分评估其嘌呤代谢情况，5- 磷酸核糖焦磷酸合成酶（PRS）超活性、次黄嘌呤鸟嘌呤磷酸核糖基转移酶（HGPRT）缺乏、腺苷单磷酸脱氨酶缺乏及糖原累积病是儿童期早发性 HUA 及痛风的主要原因。*HPRT1* 基因突变可导致儿童 Lesch-Nyhan 综合征，*PRPS1* 基因突变可导致 PRPS 相关疾病，关键酶的缺陷可使尿酸生成增加。

此外，糖原累积病Ⅰa、Ⅱb、Ⅲ、Ⅴ、Ⅶ型，分别由于 *G6PC*、*SLC37A4*、*AGL*、*PYGM*、*PFKM* 的基因突变导致骨骼肌三磷酸腺苷（ATP）大量降解，进而使尿酸合成增多。获得性尿酸增多是指某些疾病，如儿童比较多见的红细胞增多症、横纹肌溶解、癫痫状态、白血病、淋巴瘤放疗和化疗以及特殊状态下（如过度运动），都会使核酸大量溶解，造成儿童 HUA。对于学龄期儿童而言，饮食上长期摄入高热量、高蛋白，也构成了 HUA 的危险因素。

②儿童尿酸排泄减少　包括儿童原发性尿酸排泄减少和继发性尿酸排泄减少。前者主要见于遗传性肾脏疾病，属多基因遗传缺陷，与尿酸排泄减少有关的基因有人尿酸盐阴离子交换器基因（*HuRAT1*）、有机阴离子转运蛋白1（OAT1）、人尿酸盐单向转运体基因（*hUAT*）、尿调节素基因（*UMOD*）等。其中 *UMOD* 基因突变可见髓质囊性病、家族性青年高尿酸性肾病，该基因突变可导致近端肾小管腔内阴离子交换获得性功能障碍，尿酸排泄减少或分泌率降低。继发性尿酸排泄减少主要与儿童疾病（如儿童高血压、肾动脉硬化、肾小球肾炎）及使用药物（如非甾体抗炎药、环孢素 A 等）导致肾小球滤出和肾小管分泌尿酸减少有关。

（4）儿童高尿酸血症的危害

①儿童痛风性关节炎　是尿酸盐结晶沉着于关节及其周围结缔组织而引起的特征性的急性炎症反应，典型表现为起病急骤，疼痛剧烈，关节及周围软组织出现明显红肿热痛，活动困难，好

发部位为足趾关节。痛风在儿科极为少见，但近年来国内儿童及青少年痛风的发病率呈逐渐上升趋势，并常合并肥胖、糖尿病、高脂血症、原发性高血压等并发症。儿童 HUA 往往缺乏痛风性关节炎、痛风石这样的典型临床表现，以往对于儿童痛风性关节炎的个案报道，大多报道其发病原因具有明显的遗传性和家族史。痛风性关节炎由遗传和环境因素共同作用而产生，环境因素起着重要作用，其中过量食物摄入、不合理膳食结构、过少的运动量共同构成了主要的外部环境危险因素。

②儿童 HUA 肾损害　与成人肾脏相比，儿童肾的调节能力较弱，肾小球滤过率较低，肾小管生理功能重吸收能力较弱。除遗传因素外，疾病、药物及环境的影响导致儿童 HUA 更容易造成肾脏功能的损害，其机制可能与尿酸盐结晶沉积、免疫炎症反应及肾素血管紧张素醛固酮系统（RAAS）激活有关。国外学者经 10 年研究发现泌尿系统结石伴 HUA 患儿的肾功能较单纯泌尿系统结石患儿差，这提示 HUA 能影响儿童肾功能。还有研究发现 33% ～ 69% 的肾结石患儿伴有 HUA。Valle 等研究发现 HUA 患儿血清中 IL-6、CRP 等炎症因子处于高水平，推测尿酸在炎症的发生过程中起重要作用。此外，研究还显示血尿酸与儿童自身免疫性疾病如儿童 IgA 肾病、儿童狼疮性肾炎、儿童紫癜性肾炎有关，提示尿酸可能通过介导自身免疫炎症参与肾损害的发生。

③儿童 HUA 与肥胖、高血压及心脑血管疾病　研究显示儿童 HUA 常伴发代谢性疾病，如高血脂、高血压、糖尿病等，其

中以脂代谢紊乱最为多见。HUA 不但是高血压病的诱发因素和预测因子，而且与成年期心脑血管疾病的发生密切相关。儿童 HUA 往往合并肥胖症，有研究显示肥胖儿童 HUA 发病率高于非肥胖儿童，进一步研究发现，肥胖儿童成年后，比正常体重者发生 HUA 的概率增加 3 倍以上。随着生活方式以及饮食结构的改变，儿童肥胖目前已成为全球流行趋势，而肥胖会不同程度地影响肾脏功能，导致尿酸排泄减少，进而造成恶性循环。

由于血尿酸在血液中物理溶解度低，HUA 患者尿酸结晶易析出并沉积于血管壁，可直接损伤血管内膜；血尿酸能促进血小板黏附、聚集，加速血栓形成；在尿酸的代谢过程中还伴随着氧自由基的生成，损害线粒体、溶酶体功能，促进 LDL-C 氧化，增加了对内皮细胞的毒性作用，进而造成血管局部炎症反应，促进心脑血管疾病的发生。数据显示血尿酸每增加 60μmol/L，高血压发病率上升 5.1%。关于儿童和青少年中血尿酸（BUA）水平与高血压、心血管疾病之间关系的报道较少，最近一项针对 5 ～ 17 岁儿童 12 年的研究发现，儿童 HUA 与代谢综合征密切相关，甚至成为心脑血管疾病发生的危险因素和成年后高血压病发生的预测因素。

综上，随着都市化进程的加快，青少年体力活动减少，饮食结构和生活方式的改变，生活和学习压力加大等，可能是导致儿童 HUA 人数日益增加的重要原因。儿童 HUA 及其伴发的超重、肥胖，进一步促使这部分高危人群成人期后痛风、肾病、高血压、心脑血管疾病及糖尿病等慢性病患病率升高。作为上述疾病的危险因素，且大部分 HUA 患儿并无症状，因此 HUA 应尽早在儿童期引起家长和医务工作者的高度重视，普及 HUA 防治知识，纠正不健康的生活方式及习惯，并在儿童尤其是肥胖儿童中将 SUA 测定作为常规检查，对提高儿童的健康水平，预防疾病发生具有重要意义。

（张萍萍　整理）

4. 遗传和环境因素与痛风的发生发展密切相关

痛风是嘌呤代谢紊乱，尿酸合成增多或（和）排泄减少，并由遗传和环境因素共同作用导致的慢性疾病。随着生活方式的改变，痛风的患病率逐渐上升，并与其他代谢性疾病如高血压、糖尿病、高脂血症、冠心病等并发，给人类健康带来严重危害。

人体尿酸有两个来源，从富含核蛋白的食物核苷酸中分解而来的属外源性，约占20%。因此，饮食是痛风及高尿酸血症发生的最重要的环境因素。进食过多的高嘌呤高蛋白食物与痛风的发作相关，如肉类、海鲜、豆类和浓肉汤等。在沿海及经济发达地区痛风和高尿酸血症的发病率明显高于其他地区，表明其发生可能与生活水平高、经常食用海产品和高蛋白食品有关。此外，肥胖也与痛风和高尿酸血症的发生有一定的相关性。一项对山东沿海居民的流行病学调查资料显示，痛风组 BMI、腰臀比、收缩压、舒张压、甘油三酯、低密度脂蛋白均明显高于正常组。研究表明，乙醇代谢过程中，嘌呤核苷酸降解，ATP 被迅速大量消耗，尿酸盐经肾排泄受抑制，从而使血尿酸升高。因此，大量饮酒可能增加痛风的发病风险。此外，有部分文献报道铅、铁中毒会增加血尿酸含量，高海拔可导致内源性嘌呤产生过多，引起血尿酸升高。

另有 80% 的尿酸由人体代谢产生，属内源性。只有不到 10% 的高尿酸血症患者是因尿酸生成过多所致。尿酸增多的主要原因是嘌呤代谢酶的缺陷。嘌呤代谢过程中关键酶缺陷所致的嘌呤利用障碍和（或）嘌呤氧化酶的活性增强是尿酸生成增加的主要原因。次黄嘌呤鸟嘌呤磷酸核糖转移酶基因（HPRT）和 5- 磷酸 -1- 焦磷酸合成酶基因（PRS）是目前已知的最重要的两个基因。HGPRT 基因是嘌呤补救合成途径的关键酶，突变导致酶活性降低，使鸟嘌呤向鸟嘌呤核苷酸和次黄嘌呤核苷酸转变减少，两种嘌呤不能被再利用，使终产物尿酸升高。PRS 活性过高是 X 染色体显性遗传病，导致次黄嘌呤核苷酸增多，从而升高尿酸。另有研究表明 N5，10- 亚甲基四氢叶酸还原酶基因（MTHFR）突变与高尿酸血症相关。90% 的高尿酸血症和痛风由尿酸排泄减少所致。尿酸的排泄方式主要包含 4 个过程：肾小球滤过、近曲肾小管重吸收、主动分泌和分泌后重吸收。一些尿酸盐转运蛋白参与了近曲肾小管的重吸收和主动分泌，其基因突变可能是高尿酸血症和痛风的重要发病机制。目前已报道的相关基因如下：

人尿酸盐转运蛋白 1（SLC22A12 基因或 hUTAR1），全长

2642bp，编码人尿酸盐转运蛋白1，主要作用于肾近端小管上皮细胞管腔膜，参与尿酸的重吸收。已经报道 *SLC22A12* 基因有多种突变，这些突变与尿酸代谢异常相关。ATP 结合转运蛋白 G（ABCG2）表达于肾脏近端小管刷状缘，参与尿酸的顶端分泌，其功能障碍是痛风和高尿酸血症的一个主要原因。*ABCG2* 基因 rs2231142 位点杂合及纯合突变与东亚人群高尿酸血症和痛风发病高度相关。*SLC2A9* 基因编码葡萄糖转运体 9，是位于肾小管上皮细胞的一种电压性尿酸转运体，通过交换葡萄糖与尿酸的转运和重吸收。*SLC2A9* 基因突变可导致尿酸排泄分数降低，从而引起高尿酸血症及痛风。*SLC22A12* 基因编码尿酸盐转运蛋白1，是有机阴离子转运体家族的成员之一，主要作用于肾近端小管上皮细胞管腔膜，参与尿酸在肾脏的重吸收。这两个基因的突变形式会影响所编码的酶活性降低，导致尿酸在肾脏中的重吸收减少，降低血尿酸的含量。部分文献显示这两个酶同样也是促尿酸排泄药物作用的底物，因此 *SLC2A9* 和 *SLC22A12* 基因发生突变个体可能促尿酸排泄治疗效果有限。近年来，全基因组关联分析报道了更多高尿酸血症及痛风相关基因或位点，如 *SLC17A1* 基因、*HIST1H2BF* 基因、*H1ST1H4E* 基因、GCKR、CUX2、NIPAL1、FAM35、BCAS3、RFX3、KCNQ1，这些位点或基因在痛风和高尿酸血症中的作用仍有待进一步证实。

迄今对痛风和高尿酸血症的发病机制虽有一定的了解，但对其致病基因的筛选和遗传模式的研究仍存在许多问题，需要进一步深入研究，为进一步阐明高尿酸血症及痛风发病机制和流行病学特点提供科学依据。

（张艳丽　整理）

5. 痛风关节炎相关主要环境因素及新观点

痛风是由遗传因素和环境因素共同作用导致的复杂疾病。其中，环境因素在痛风和高尿酸血症的发生过程中发挥了重要作用，目前已知的与痛风相关的环境危险因素包括饮食、有毒物质、工作方式、社会经济因素、地域、天气等。

人们在很长一段时间内就意识到饮食和酒精摄入与痛风的发生有着重要的关联，然而，直到最近十年，才有了足够的研究证据阐明这些联系。多个研究显示高嘌呤饮食会增加患痛风的风险。高嘌呤食物是机体嘌呤的主要来源，但不是所有的高嘌呤食物都有相等的风险，海鲜和红肉类，尤其是动物内脏，会显著地增加高尿酸血症的风险，然而富含嘌呤的绿叶蔬菜却不会显著增加这种风险。

酒精摄入也是引起痛风的重要环境危险因素。研究表明，乙醇代谢过程中，嘌呤核苷酸降解，ATP 被迅速大量消耗，尿酸盐经肾排泄受抑制，从而使血尿酸升高。因此，大量饮酒可能增加痛风的发病风险。此外，有部分文献报道铅、铁中毒会增加血尿酸含量，高海拔可导致内源性嘌呤产生过多，引起血尿酸升高。在各种酒类中，啤酒的风险最高，因其不仅富含鸟嘌呤核苷，且在乙醇代谢过程中需要消耗大量 ATP，这会导致嘌呤周转率和尿酸生成均增加，同时大量饮酒还会导致乳酸生成增加，从而降低尿酸经肾排泄的减少，这些共同导致了高尿酸血症。

软饮料和果糖摄入量与痛风发病率存在剂量－反应关系，果糖会引起尿酸升高，导致果糖诱导的高尿酸血症。其机制为果糖在降解过程中与 ATP 反应生成 ADP，形成"磷酸盐槽"，导致 ATP 生成减少，嘌呤降解减少，尿酸升高。因此，富含果糖的水果、果汁、饮品都会增加痛风的患病风险。相反，有些食物可以降低痛风的风险，如低脂乳制品、樱桃、维生素 C、咖啡等。

除了饮食的因素，多种有毒物质如铅也会引起痛风。历史上，欧洲分别在 15 世纪和 18 世纪发生过两次痛风流行，均与慢性铅中毒有关。2002 年，在我国台湾发表的一项研究显示，痛风患者体内铅的总负荷高于健康对照组。铅中毒导致痛风的机制目前尚不清楚。

此外，工作方式、社会经济、地域、天气等因素也会影响痛风的发病。多项欧洲的研究报告显示，农村居民的痛风风险较城市居民低，其结论也得到了我国台湾地区一项研究的支持。英国的发病率统计数据显示，非体力技术职业患痛风的风险最高，相对而言，专业性职业患病风险最低。2009 年，英国的一项回顾性队列研究发现，痛风新发和痛风发作具有"季节性"，相比其他时间段，在夏季（四月末至九月中）发病率最高，这可能与高温、体内水分流失、活动量增加等因素相关。

总结起来，痛风发病与多种环境危险因素有关，其中包括饮食、酒精摄入、有毒物质、工作方式等，而针对这些危险环境因素进行预防，会使痛风的发病率降低。

（肖敏　整理）

6. 体重减轻可使超重高尿酸血症及痛风患者获益

对于超重或肥胖的痛风患者，减轻体重能有效地降低尿酸水平，缓解痛风的发作，除此之外，减轻体重也可以预防痛风患者的心血管并发症。减轻体重的主要措施为饮食干预和减肥手术。

减轻体重被广泛推荐为痛风治疗的一部分。2012 年美国风湿病学会（ACR）指南提出，推荐采取饮食和生活方式措施来降低尿酸水平。对于肥胖患者，减轻体重、降低身体质量指数（BMI）能促进痛风患者的健康。基于多个研究表明，减轻体重，无论是通过饮食干预还是减肥手术，都能有效地降低血清尿酸水平，故 2016 年欧洲抗风湿病联盟（EULAR）指南提出痛风的治疗通用原则：如果患者出现肥胖或超重，应该要减轻体重。另外，减轻体重也被其他多个指南推荐来治疗痛风。

多个研究表明，体重或 BMI 与血清尿酸水平相关，现有的研究证据也支持体重减轻能降低超重或肥胖患者的尿酸水平，同时也能降低痛风的急性发作风险。但由于研究的数量有限，证据力度较低，尚不能得出体重减轻的最佳程度、强度和方式。2017 年，Sabrina 等对现有的研究进行了总结，系统综述了体重减轻对超重或肥胖痛风患者的益处和危害。这篇系统综述经筛选后，纳入了 10 篇研究，除一项研究为随机对照试验（RCT）外，其余均为观察性研究。体重的干预措施包括伴或不伴运动的节食、减肥手术、利尿剂、二甲双胍。体重的降低范围为 3 ~ 34kg。综合这些研究结果，体重减轻对平均血清尿酸水平的影响为 30 ~ 168μmol/L，在体重减轻幅度最大的一项研究，其尿酸降低的程度也最大。其中一个研究显示体重减轻和血清尿酸水平降低存在剂量－反应关系（体重减轻≥ 10kg 与尿酸降低 37μmol/L 相关）。高尿酸血症的患者通过减轻体重后，目标血清尿酸水平（< 360μmol/L）达标率为 0 ~ 60%。75% 的研究表明，体重减轻可以降低痛风的急性发作风险。然而，对于进行了减肥手术的痛风患者，部分会出现术后血清尿酸短暂性升高及痛风急性发作频率增加的情况，这可能与手术导致的肾功能不全、体重减轻导致的代谢状态的改变（分解代谢状态）、尿酸水平波动较大有关。而其他体重减轻导致的不良事件则少有报道。由于体重减轻是多种不同干预的结果，这些不同的干预或疾病状态也有可能影响尿酸的水平，因此很难将体重减轻作为唯一干预来评价其对痛风患者的影响。

对于体重减轻导致血清尿酸降低的作用机制目前尚不清楚，有人提出了可能的作用机制：体重减轻可以改善胰岛素抵抗，从而降低了胰岛素增强的有机阴离子（如尿酸）重吸收效应。另外也有研究表明经减肥治疗后，血清尿酸水平与胰岛素抵抗的改善没有相关性。因此，需要进一步的研究来阐明其机制。

总结起来，目前的指南和研究表明减轻体重可以降低血清尿酸水平、减少痛风的发作，同时也能预防和治疗痛风常见的合并症，应支持将体重减轻作为高尿酸血症及痛风患者治疗的一部分。

（肖敏　整理）

7. 生理范围的血清尿酸能有效降低脊柱关节炎骨流失

脊柱关节炎是一种累及脊柱和外周肌腱端的慢性炎症性疾病，具有炎症活动和骨破坏并行的病理特征。流行病学调查发现，19% ～ 61% 的强直性脊柱炎（ankylosing spondylitis，AS）患者会出现骨质疏松，AS 炎症活动会促进骨流失的发生。AS 患者骨密度 T 值与体内氧化状态呈负相关。现有研究公认 AS 患者的氧化状态明显高于健康对照组，同时活动期 AS 患者的氧化状态也高于稳定期 AS 患者。进一步的实验研究表明慢性炎症诱导中性粒细胞募集，关节炎症中性粒细胞活化产生活性氧簇（ROS），诱发氧化应激加剧组织损伤。同时炎症过程中过氧化物 ROS 的增加，抑制了骨母细胞生成骨细胞，减弱成骨细胞生成，促进了骨质疏松的发生。

近年我国沿海城市高尿酸及痛风发病率不断攀升，部分南部沿海城市高尿酸血症发生率高达 35% ～ 46%。血清尿酸对慢性疾病的影响具有广泛性和普遍适用性。血清尿酸是体内生成的嘌呤代谢产物，具有强大的抗氧化作用，在正常人体抗氧化中承担了一半以上的过氧化物清除功能。而相反地，高尿酸血症与肾病、动脉粥样硬化以及代谢综合征相关，尿酸结晶体促进炎症小体诱发痛风发作。尿酸不同浓度形态相互矛盾的作用，使平衡尿酸水平在慢性炎症性疾病中作用微妙。早在 20 世纪 80 年代帕金森病的研究中发现一定水平的血清尿酸有利于延缓帕金森病认识障碍的进展。低于正常的尿酸水平使人体抗氧化能力下降，不利于帕金森病的控制。20 世纪 90 年代日本学者对本国更年期后女性骨密度研究发现，低水平血清尿酸水平增加了骨质疏松症和椎体压缩骨折的发生率。2015 年韩国学者研究显示，AS 患者的血清尿酸水平和骨密度水平显著低于同年龄健康男性，低水平血清尿酸与年轻男性 AS 患者低骨密度的风险相关。而在银屑病关节炎（psoriatic arthritis，PsA）患者中高尿酸血症非常普遍，且尿酸水平与银屑病 PASI 评分、受累面积呈正相关，银屑病患者流行病学调查中的骨密度与健康人群相比没有显著下降，只有在患病平均时间 17 年的人群当中才发现患者的骨密度较健康人群低，且骨质疏松症和骨折发生率高于对照人群。而在尿酸水平与 AS 炎症指标 CRP、ESR 的相关性研究中没有发现显著的相关性。银屑病患者中尿酸水平与受累皮肤面积、银屑病疾病评分呈正相关，但在银屑病关节炎的患者中该相关性不存在，因此银屑病中较高的尿酸水平可能只代表更高的代谢水平，而与高尿酸血症尿酸盐结晶促进炎症无关。在更多的关节炎相关研究中，2017年有文献报道骨关节实验研究显示生理水平的血清尿酸对软骨关节有保护及抗炎作用。

多个临床研究显示支持尿酸有益于骨代谢，尿酸呈剂量依赖性地减少破骨细胞生成，血清尿酸浓度与尿液排出的 I 型胶原氨基末端交联肽呈负相关，与骨吸收标记物 I 型胶原 C- 端肽同样呈负相关。另有多项研究证实血清尿酸水平影响尿钙排泄，与血钙浓度呈正相关。甲状旁腺激素（PTH）与尿酸清除水平相关，血清尿酸和 PTH 浓度呈正相关。血清尿酸通过调节 1α- 羟化酶活性也与 $1，25-(OH)_2D_3$ 水平相关。

因此，在 AS 慢性疾病过程中，控制炎症活动用药的同时应关注血清尿酸水平维持在正常范围的较高水平，以保持尿酸在体内的抗氧化生理作用。

（钟毅　整理）

高尿酸血症及痛风的发病机制

8. 高尿酸血症是痛风最重要的生化基础，但高尿酸血症不等于痛风

尿酸是嘌呤代谢的产物，约 80% 来源于机体自身合成或核酸降解，约 20% 来源于外源性嘌呤食物摄入。作为一种有机弱酸，在生理 pH（7.35 ～ 7.45）条件下，约 98% 的尿酸以尿酸盐水合物的形式溶于水中。当机体血清尿酸盐浓度超过单钠尿酸盐的溶解极限（37℃时为 408umol/L），则被定义为高尿酸血症。超过这个阈值，针状的尿酸盐结晶将沉积于关节、肌腱端等组织，导致炎症反应，引起急性痛风发作。事实上，早在 1876 年，Garrod 便推测急性痛风是因尿酸盐沉积在关节或邻近组织所致。1962 年，McCarty 和 Faires 将尿酸盐晶体注射入自己的膝关节，引发了急性炎症反应，证实了尿酸盐晶体可以诱发痛风的推测。因此，尿酸盐的沉积是急性痛风发作的必要条件，而高尿酸血症

是痛风最重要的生化基础。

尿酸盐的沉积和痛风的发作除了受高尿酸血症影响外，还受许多其他因素的影响。研究证实，环境因素（如温度、pH、湿度、盐浓度、振动和分子大小）可以影响尿酸盐的沉积和痛风的，如第一跖趾关节由于处于体循环的最远端，常暴露于外界，处于相对低的温度下，尿酸更容易沉淀，成为急性痛风发作的好发部位。Choi 等分析患者痛风发作时间发现，夜间（0：00～7：59)痛风发作的次数是白天(8：00～15：59)的2.36倍，提示夜间更容易出现痛风发作。这可能与夜间机体发生的一系列生理变化相关：糖皮质激素处于较低水平，使机体抗炎、止痛、排泄尿酸的能力下降；夜间人体处于相对缺水状态，尿酸更易沉积于组织；人体体温较低，更容易使尿酸盐在组织析出；合并睡眠呼吸暂停综合征的患者在夜间易出现组织缺氧，促进机体核酸代谢，加重高尿酸血症。

Liu 等通过荟萃分析纳入 38 个高尿酸血症的研究和 6 个痛风的流行病学研究，提示中国大陆高尿酸血症患病率达 13.3%，而痛风的患病率约为 1.1%。Pineda 等通过超声观察 50 例无症状高尿酸血症患者发现，第一跖趾关节、股骨头软骨以及跟腱肌腱端出现尿酸盐沉积的比率依次为 25%、17% 和 15%。该研究提示即使是无症状的高尿酸血症患者，关节、肌腱端等组织亦可出现尿酸盐沉积。因此，尿酸盐的沉积是急性痛风发作的必要条件，但并非所有的高尿酸血症患者都会出现痛风发作，约 5%～15%

的高尿酸血症患者最终发展为痛风；也不是只要出现尿酸盐沉积，就可以直接导致急性痛风的发作。

（黄正平　整理）

9. 高尿酸血症及痛风的遗传异质性显著

如前文所述，高尿酸血症并不等同于痛风，高尿酸血症是痛风的必要不充分条件，二者在遗传免疫层面和临床层面都有其联系与区别。

高尿酸血症和痛风的遗传模式非常复杂，具有多基因遗传性。早期研究表明，某些罕见的单基因遗传病会引起高尿酸血症和痛风。嘌呤代谢过程中某些酶基因的缺失或突变导致酶活性改变，如磷酸核糖焦磷酸合成酶（phosphoribosyl pyrophosphate synthetase 1，PRPS1）超活性、次黄嘌呤鸟嘌呤磷酸核糖转移酶（hypoxanthine phospho ribosyl transferase 1，HPRT1）活性缺乏或者降低均可影响嘌呤合成，导致尿酸合成增多，从而引起高尿酸血症和痛风；家族性青少年高尿酸肾病（hyperuricemic nephropathy，familial juvenile，HNFJ）是由单基因突变导致尿酸排泄率下降，引起高尿酸血症和痛风。

近年来，许多与痛风和高尿酸血症相关的全基因组关联分析研究（genome-wide association study，GWAS）中，发现众多与尿酸相关的单核苷酸多态性（single-nucleotide polymorphism，SNP）位点，其中大部分 SNP 所在的基因与尿酸转运体相关。这些 SNP 通过影响尿酸转运体的结构或功能，导致尿酸排泄功能障碍。GWAS 研究发现，大部分引起血尿酸升高的 SNP 也是痛风发病的危险因素，但不同 SNP 对高尿酸血症和痛风的发病风险影响不同；对高尿酸血症发病有相同效力的几个 SNP，其对痛风发病风险的效力也可能不同，甚至与痛风无关；同一个等位基因，在不同人群对痛风的发病可能起相反的作用。

流行病学调查显示，仅有约 10% 的高尿酸血症患者会发展为痛风，提示其他与尿酸代谢无关的因素也可能影响痛风的发生。免疫系统尤其是固有免疫在痛风的发病中有重要的作用，急性关节炎是由于尿酸盐结晶沉积引起的炎症反应，尿酸盐结晶作为一种内源性危险信号——损伤相关分子模式，通过 TLR 和 NLRP3 炎性体途径激活单核巨噬细胞，单核巨噬细胞吞噬尿酸盐结晶，诱导白细胞聚集，激活补体蛋白，并产生大量相关炎症介质，如 IL-1β、TNF-α、IL-6、IL-8 等，引发炎症反应。

近年来，一些研究报道了与痛风免疫反应相关的 SNP 位点。Qing 等通过病例对照研究探讨 *TLR4* 基因 SNPs 与我国汉族人群痛风发病的相关性，将痛风患者与高尿酸血症患者和健康人作对照，检测分析其基因型并比较外周血单个核细胞 TLR4mRNA 和血清 IL-1β 的表达水平，发现 *TLR4* 基因 rs2149356T/G 单核苷酸多态性可能与我国汉族人群原发性痛风发病相关，TT 基因型是痛风发病的危险因素，*TLR4* 基因 rs2149356T/G 多态性可能参与调节痛风患者 TLR4mRNA 表达及 TLR4-IL-1β 信号通路。另一项包含痛风、高尿酸血症和健康对照的研究发现，*TLR4* 基因 rs2149356 多态性与痛风的关联性在欧洲人群中被再次证实，但在波利尼亚人群中未发现此种关联。Meng 等首次进行 *NLRP3* 基因多态性与原发性痛风关节炎关联性的研究，他们将痛风患者与健康对照组中 *NLRP3* 基因的 17 个标签 SNP 进行分型，发现只有 rs7512998 的差异有统计学意义。Liu 等针对中国男性人群，探讨 IL-8-251T/A、IL-12B 1188A/C 多态性与痛风是否存在关联，结果显示，IL-8-251 位 T 等位基因与 IL-12B 1188 位 A 等位基因是痛风的易感因素。Li 等对中国汉族人群的 GWAS 研究发现，与免疫有关的 BCRS3 rs11653176、RFX3 rs12236871 和 KCNQ1 rs179785 多态性与痛风有关联，但与高尿酸血症不相关，提示这些位点很可能与高尿酸血症发展为痛风有关。

此外，环境因素和生活习惯等在痛风的发病中也发挥着重要作用。例如，痛风的好发季节为春夏或秋冬季节的交替时期，患者关节腔内的尿酸盐更易沉积，并诱发机体的免疫反应。

在临床层面，调查显示大约 10% 的高尿酸血症患者会发展为痛风，从尿酸增高至症状出现可达数年，随年龄增长，痛风的患病率增加，并且与高尿酸血症的水平和持续时间有关。痛风除了高尿酸血症外，还可表现为由此引发的急慢性关节炎、关节畸形、痛风石、尿酸性尿路结石，以及间质性肾炎、肾衰竭等肾损害，而且病情极易反复。

综上所述，高尿酸血症与痛风既有联系又有区别，二者的遗传因素尤其是与尿酸转运体相关的基因有很大重叠性，但并不完全相同。近年来，还发现一些与免疫相关的基因可能是痛风的危险因素，但与高尿酸血症并无关联；高尿酸血症是痛风最重要的发病基础，前者可引起尿酸盐结晶沉积在关节等部位，从而刺激机体产生免疫反应，导致关节炎症、痛风石形成等，引起一系列临床表现。目前，有关痛风的免疫遗传学机制虽有进展，但仍有很多问题有待探讨，加强关于痛风的免疫反应机制及相关基因的研究，将有助于进一步阐释痛风的发病机制，阐明痛风与高尿酸血症的异质性，为痛风的预防、诊断和治疗提供新思路。

（林智明　整理）

10. 痛风易感基因 *SLC2A9* 和 *ABCG2* 的基因多态性值得重视

对痛风发生发展作用常见的遗传变异，近年来认为 *SLC2A9* 和 *ABCG2* 与痛风最为相关。

尿酸与痛风的关系无需赘述。既往研究显示血清尿酸浓度的遗传度估计为 40% ～ 70%，大约 90% 的肾脏尿酸处理变异和大约 60% 的血清尿酸浓度的变异已在可遗传的基因变异中得到解释。迄今为止最大的 GWAS 研究是在欧洲种群中实施的，总共 110 347 个个体在 245 万的单核苷酸多态性（SNP）中分型。这些标志中，2201 个与尿酸浓度有关，遍布于 28 个不同的基因组区域，每个区域被认为是一个包括了一项或多项变异的位点，具有决定尿酸浓度的病因作用。这 28 个位点中，肾脏和肠道尿酸分泌基因占主要地位，其中 2 个位点有非常强的影响，即 SLC2A9 和 ABCG2。

SLC2A9（GLUT9）能解释 2%～3% 的血清尿酸浓度的变异，ABCG2 则能解释大约 1%。其他确定与肾脏、肠道尿酸转运体或辅助分子相关的位点有 SLC17A1-A3（NPT1、NPT3、NPT4），SLC22A12（URAT1），SLC22A11（OAT4）和 PDZK1。在东亚、非裔美国人、太平洋人群也进行了关于血清尿酸浓度的 GWAS 研究。东亚研究纳入了 51 327 人，确定了大约 240 万个 SNP、4 个位点，与欧洲研究的发现重叠（SLC2A9、ABCG2、SLC22A12 和 MAF）。2 个关于非裔美国人群体的研究，分别包括 5820 和 1017 名参与者，尽管不足以检测中等到弱的效果的位点，SLC2A9 在两个研究中都被检测出来。

在复杂的表型背景下，SLC2A9 被赋予非常强的单一遗传效应，使人联想起自身免疫疾病中的 HLA 基因座。正如 HLA 基因座之于自身免疫，在 SLC2A9 上解剖复杂的遗传结构和鉴定致病遗传变体是具有挑战性的，目前为止在 SLC2A9 上取得的进展相对小。有实际证据提示 SLC2A9 主要的遗传效应与亚型的表达有关，其中一个使尿酸升高的遗传变体增加 SLC2A9 亚型（SLC2A9-S）的表达，该亚型在 N 端有一段 28 个残基的缺失。该亚型表达在集合管的顶端（尿）侧，可能增加了分泌的尿酸的重吸收，而全长型（SLC2A9-L）在基底外侧表达，它是主要的基底外侧尿酸排出途径。SLC2A9 有多种独立的致病遗传效应，除了引起 2 型遗传性肾性低尿酸血症的突变，控制血清尿酸浓度的确切遗传变体尚未被确定。

　　ABCG2 蛋白是 ABC 转运体超家族的一员。大多数尿酸转运体在肾脏中表达是相对高的，而 ABCG2 的表达在肠道中相对较高。在一个分型良好的日本痛风样本集中，阐述了 ABCG2 在肠道和肾脏中均有分泌尿酸的作用。2008 年一项欧洲 GWAS 研究首次鉴定错义突变 rs2231142（Q141K）与血清尿酸浓度有关，其中 *141K* 等位基因与升高的尿酸浓度有关。这一全基因组显著水平的关联在另一个欧洲人群 GWAS 研究和东亚人群研究中得到重复验证，而在非裔美国人中没有。然而，有证据提示在非裔美国人个体中 Q141K 变体与血尿酸浓度有关，其中 *141K* 等位基因与尿酸升高、痛风风险增加有关。ABCG2 转运尿酸，而 141K 变体削减大约 50% 的尿酸分泌能力，很可能是 ABCG2 的主要致病变体。

　　在 ABCG2 基因座次要的具有遗传学和统计学独立效应的证据，由 SNP rs2622629 标记。该影响与临床相关，因为与 rs2622629 相关的 SNP（即连锁不平衡的 SNP）如 rs10011796，也涉及痛风和别嘌醇反应。rs2622629 影响尿酸水平的分子机制仍然未知，但该变体映射在由 Encode 项目鉴定的大约 150bp 的 DNA 酶 I 超敏反应簇内，与通过控制基因表达和（或）mRNA 编辑介导的效应一致。

除此以外，ABCG2 常见（＞ 1%）的错义变体还有 V12M（rs2231137），位于 ABCG2 的胞内部分。该变体在遗传学上与 Q141K 和 rs2622629 相独立。该变体与血清尿酸和痛风有关，可被认为是继 Q141K 和 rs10011796/rs2622629 以后 ABCG2 对痛风产生独立影响的第三个因素。每增加一个 12M 等位基因，Kottgen 及其同事 GWAS 报道提示欧洲人血清尿酸盐升高 4.62μmol/L，在 Okada 等 GWAS 报道的东亚人群升高了 6.48μmol/L。

2017 年在日本进行的一项对 480 例痛风患者及 480 例健康对照者（日本男性）进行靶向 ABCG2 外显子区的测序，结果显示 *ABCG2* 基因只有三个常见变异体，包括两个错义变体（V12M；rs2231137 和 Q141K；rs2231142）和一个无义变体（Q126X；rs72552713），后者对东南亚人群而言是特异的。而基于 *Q141K* 和 *Q126X* 基因型组合，可能产生 ABCG2 功能障碍的等级，对于功能障碍变体 126X 和 141K 为阳性的个体具有最高血清尿酸盐浓度和最高痛风风险，并且对于 141Q 和 126Q 纯合子具有最低血清尿酸浓度和最低痛风风险。141K 和 126X 等位基因的存在使得通过肠道排泄减少并加入循环尿酸盐，使肾脏排泄系统超负荷，导致尿酸水平升高。在携带有害遗传多态性的个体中恢复 ABCG2 表达和功能可能是下一步的重要步骤，以限制尿酸盐水平和炎症反应。最近，已经表明组蛋白去乙酰化酶（HDAC）抑制剂和秋水仙碱可以通过恢复运输和二聚体表达来恢复 141KABCG2 变体的功能。HDAC 抑制剂和秋水仙碱可能阻碍 141K ABCG2 靶向聚集体（当细胞的蛋白质降解系统过载时形成的错误折叠蛋白质的聚集体）并促进细胞表面的再定位。秋水仙碱是一种抗炎药，通过与微管蛋白结合抑制微管聚合作用。这表明 HDAC 抑制剂，类似秋水仙碱，抑制 ABCG2 沿着微管向聚集体运输。这些结果提示或许能通过使用 HDAC 抑制剂和小分子来恢复 141K 多态性患者的缺陷 ABCG2 功能，从而改善痛风风险。

（吴嘉玲　整理）

11. 需关注高尿酸血症分型新概念——肾外排泄不良型

目前指南及专家共识中高尿酸血症的分型依然延用传统的分型方案，这样的分型被认为有助于体现高尿酸血症的病因及指导治疗。具体包括高尿酸血症患者低嘌呤饮食 5 天后，留取 24 小时尿检测尿酸水平，根据 24 小时尿酸及尿酸清除率，分为 3 型：①尿酸排泄不良型（renal underexcretion type，RUE）：尿酸排泄（urinary urate excretion，UUE）少于 0.48mg/（kg·h），尿酸清除率小于 6.2ml/min；②尿酸生成过多型（urate overproduction type，UOP）：UUE 大于 0.51 mg/（kg·h），尿酸清除率大于或等于 6.2ml/min；③混合型：UUE 超过 0.51mg/（kg·h），尿酸清除率小于 6.2ml/min。考虑到肾功能对尿酸排泄的影响，以肌酐清除率校正，根据尿酸清除率 / 肌酐清除率比值（fractional excretion of urate clearance，FE_{UA}）对高尿酸血症分型如下：$FE_{UA} > 10\%$ 为尿酸生成过多型；$FE_{UA} < 5\%$ 为尿酸排泄不良型；FE_{UA} $5\% \sim 10\%$ 为混合型。这种分型仅基于肾脏尿酸排泄，而忽视了肾外排泄途径如肠、胆道排泄。近年来，有日本学者提出新的分型建议，即结合考虑尿酸肾外排泄功能。

在 pH7.40 的正常动脉血液中，多数尿酸以尿酸盐阴离子的形式存在。绝大多数哺乳类动物的血清尿酸盐水平极低（约 $60\mu mol/L$），这是因为尿酸在尿酸酶的作用下被降解转化为尿囊素——一种可溶性极高的排泄产物。但是，人类的尿酸酶基因是沉默的，所以在人类尿酸是嘌呤代谢的最终产物。正常人血清尿酸盐浓度接近其在血清中溶解度的理论极限（$408\mu mol/L$），人体组织代谢尿酸盐的能力相当有限，必须通过肾脏和肠道清除，以维持稳态。尿酸通常不会通过进食直接摄取，而是在肝脏中由膳食性嘌呤化合物和内源合成性嘌呤化合物降解而产生。尿酸盐排泄进入胃肠道是一个被动过程，随血清尿酸盐浓度的变化而变化。肠道细菌产生的酶能够降解尿酸。正常情况下，尿酸几乎可被结肠细菌完全降解，仅极少量留存于粪便中。正常情况下，机体规律地排出过饱和尿酸的尿液，经尿液排泄的尿酸占每日尿酸总清除量的 2/3。除了肾脏，肠道和胆汁也能排泄尿酸。经肠道排泄的尿酸盐占总清除量的 1/3，这么重要的排泄途径在分型中不加考虑是欠妥的。

基因组扫描连锁分析发现了一系列与血清尿酸相关的基

因，其中包括 ATP 结合盒转运蛋白 G2（ATP-binding cassette transporter，sub-family G，member 2，ABCG2）。ABCG2 也称为乳腺癌抗药性蛋白（breast cancer resistance protein，BCRP），可以将抗肿瘤药物泵出细胞而产生抗药性，主要参与肿瘤细胞抗药性的形成，但其在尿酸转运方面也有重要作用。ABCG2 是高效能的尿酸转运蛋白，能调节肾脏及肾外的尿酸排泄。Woodward 及 Kimiyoshi 等研究发现 ABCG2 的错义突变 Q141K（rs2231142）会导致功能减半，功能缺陷基因型 [Q126X（rs72552713）和 Q141K] 是痛风的常见原因。

2012 年，Kimiyoshi 等在 *Nature Cummunications* 发表一项研究，在高尿酸血症患者及小鼠模型中研究 *ABCG2* 基因功能缺陷与尿酸排泄的关系。研究中根据基因缺陷程度将 644 例患者分为四组，其中 75.6% 存在基因突变，随着缺陷程度加重 UUE 增加，尿酸生成增加型（UOP）比例亦随之增加，在 ABCG2 功能正常组 UOP 占 38.2%，而在 ABCG2 严重缺陷组则高达 89.7%。也就是说，ABCG2 缺陷显著增加了 UOP 风险。ABCG2 基因敲除小鼠的血清尿酸比对照组显著升高，同时肠道尿酸排泄减少，与患者中的情形一致。研究得出结论，ABCG2 功能缺陷引起的肾外排泄减少是高尿酸血症的常见原因，而这部分患者目前是归为 UOP 型，并不是真正意义上的尿酸生成增加。只有一部分高尿酸血症患者的发病已明确与饮食直接相关，极少数是特殊疾病核酸降解增加引起嘌呤增多。大部分患者即使在严格控制饮食后血尿酸水平依然高。肾外排泄不良能更好地解释这种情况。当前的高尿酸血症分型却忽略了这个重要的病理生理机制。文章首次提出将现行的"生成增加型 UOP"更名为"肾脏过负荷型（renal overload type）"，该型包含"肾外排泄不良（extra-renal underexcretion）"和真正的"生成增加（over production）"。这种分型将有助于更准确地认识高尿酸血症的发病机制及提供更有效的治疗策略。

肠道尿酸排泄减少，引起肾脏尿酸排泄负荷增加，并相应地引起血清尿酸水平升高，但其实并不是真正的生成过多，相应的，治疗靶点也就不同，比如使用促进肠道排泄的药物。所以，近年一项高尿酸血症猪动物模型试验中，口服尿素酶可以有效降低血尿酸，而且不增加尿酸排泄。另一项研究应用蒙脱石增加肠道吸附也取得了降尿酸的作用。

然而，高尿酸血症中 70%～90% 是 RUE，2014 年 Kimiyoshi 等再次研究探讨 ABCG2 缺陷在 RUE 中的作用。通过对 644 例高尿酸血症患者和 1623 名健康男性基因相关分析发现，ABCG2 功能缺陷同样增加 RUE 风险，当然对 UOP 影响更大些。ABCG2 功能缺陷可引起肾脏尿酸排泄不良，引发高尿酸血症。ABCG2 功能障碍参与所有类型的高尿酸血症发病，而且该基因突变很常见，因此，作者提出 ABCG2 基因分型与 FEUA 和 UUE 检验相结合，用以筛查高尿酸血症和痛风高危人群。

（吴震　整理）

12. 痛风与代谢综合征：剪不断，理还乱

代谢综合征 (metabolic syndrome, MS) 是一组以中心性肥胖、高血糖、高血压和高脂血症等聚集发病为特征的临床症候群。从疾病概念和诊断标准的角度而言，高尿酸血症 (hyperuricemia, HUA) 或痛风并非 MS 的构成组分。然而，过去数十年来的流行病学数据显示，二者的全球患病率与其他生活方式相关的代谢性疾病类似，呈逐年上升且相互平行的趋势。近年来，大样本人群研究进一步提示，即使在健康人群中，HUA 或痛风常与 MS 或其各构成组分并存，MS 发生的危险度随着血清尿酸水平 (serum uric acid, SUA) 增加而升高。一项针对 7957 例非肥胖 (BMI < 25 kg/m^2)、非 MS 的日本人群进行的五年回顾性研究显示，血清尿酸每增加 60μmol/L，新发高血压、2 型糖尿病的发病风险分别增加 19% 和 27%。在 118 920 名年龄 40 ～ 70 岁的健康以色列成人中进行的 10 年随访研究发现，即使 SUA 水平在正常范围内，新发高血压的风险依然随着 SUA 水平升高而增加；较基线 SUA 在 120 ～ 180μmol/L 的亚组而言，基线 SUA 300 ～ 360μmol/L 的个体出现高血压的风险增加 66%。MS 的核心病理生理机制是胰岛素抵抗和继发高胰岛素血症等。胰岛素促进尿酸在肾脏的重新收，部分解释了痛风患者合并 MS 后，其 SUA 较未合并 MS 的痛风患者更高 [分别为 (548±189) μmol/L、(488±124) μmol/L]。值得注意的是，若观察终点不是 MS 或其各组分的发病率，而是死亡率，HUA 与 MS 近似线性相关的关系则发生变化。在 354

110 位既往无 HUA 或痛风的台湾人群中观察到，UA 水平与全因死亡率或心血管死亡率呈 U 型相关，提示 SUA 极低或极高均是死亡率的高危因素。此外，随着对儿童及青少年群体 MS 患病率逐年增长现象的关注，在这一人群中 HUA 和 MS 的相关性也得到证实。综上所述，大部分研究支持 HUA 是 MS 或其单组分及其相关死亡率的危险因素这一结论。然而，在部分研究中并未观察到上述现象，其中包括著名的弗雷明汉心脏研究（Framingham Heart Study）及数个荟萃分析，研究者认为这与校正了已知的 SUA 相关危险因素有关，包括肾小球滤过率下降、利尿剂使用等。

HUA 或痛风与 MS 均属于多基因遗传的常见代谢性疾病，既往研究已经证实其均有各自的遗传易感基因或单核苷酸多态性位点谱。有研究者在流行病学研究中同时纳入 SUA 易感基因进行孟德尔随机化分析，结果提示多个 SUA 相关单核苷酸多态性位点（single nucleotide polymorphism，SNP）与 2 型糖尿病、冠心病、缺血性脑卒中及心衰的发生均无相关。遗传流行病学研究结果与单纯流行病学研究结果的差异提示，易感基因在生活方式相关疾病致病机制中的作用受到各种混杂因素的影响。除了环境因素，基因环境交互作用，检测误差，因为人群分层、连锁不平衡等引起的等位基因频率计算误差等也会导致研究结果偏倚。一项针对弗雷明汉心脏研究人群的后续研究，使用二项式回归模型分析痛风发生率，并将年龄、2 型糖尿病、性别和 8 个 SUA 相关 SNPs 对于体质指数和肾脏疾病的独立或交互作用等纳入协变量，发现 rs1106766（INHBC）仅在未合并肾脏疾病时与痛风发生相关。

在探索 HUA 和 MS 关系及相关机制的研究中，除了上述针对人口学特征性、遗传学指标进行的流行病学的探索外，针对"继发于胰岛素抵抗的高胰岛素血症和系统性低度炎症在介导二者共患病中的作用"的最新研究观察到与既往不同的结论。对 8543 名来自中国的受试者随访 5.3 年，发现基线已出现 HUA 的个体若在随访期间出现胰岛素抵抗，二者的协同作用对新发高血压的贡献大于基线时胰岛素抵抗随访期间合并了 HUA 的协同作用；提示 HUA 对于高血压的贡献可能先于胰岛素抵抗出现，对 HUA 通过促进胰岛素抵抗增加高血压患病率的既往科学假设提出存疑点。促炎因子在介导 HUA 个体并发 MS 中的作用同样受到挑战。既往病例对照研究观察到 HUA 或痛风患者循环中的促炎因子如白介素 -1β、TNF-α 等升高。有研究者检测其他炎症指标如白介素 8 等，观察到类似的现象，但进一步分析提示其事实上与患者伴发的糖尿病及心血管疾病相关。一项前瞻性研究显示，合并 MS 的痛风患者在基线时循环反应蛋白、瘦素水平升高，脂联素降低；随访期间痛风活动度轻度改善，但炎症及代谢指标异常呈现加重的趋势，提示了混杂的代谢因素在痛风患者炎症因子调控中的重要作用。美国健康与营养调查（National Health and Nutrition Examination Survey，NHANES）队列研究提示，校正多个协变量后 HUA 增加高血压相对危险度（OR=2.21），C 反应蛋白不具上述作用。完全相反的证据来自体外实验，人单核细胞系 THP-1 在高尿酸刺激下促炎表型及其向泡沫细胞分化作用受到抑制。迄今为止，虽然针对 HUA 与 MS 在各人群样本中共存的临床表型在发病机制上尚无清晰一致的结论，但从药物干预治疗的角度，降尿酸治疗能有效改善上述高危人群代谢指标的结论较统一。一项在心绞痛患者进行的随机、双盲、安慰剂对照、交叉的小样本研究提示，别嘌醇治疗能有效缓解心肌缺血症状及相关心电图变化。动物体内实验证实新型非嘌呤类黄嘌呤氧化酶抑制剂非布司他（Febuxostat）能有效抑制应激诱导的脂肪分解、低度炎症、胰岛素抵抗、促凝状态等 MS 表型，全面恢复葡萄糖、尿酸代谢。

（许海霞　整理）

13. 新热点：肠道菌群失调与痛风的发生发展

痛风是一种自身炎症性疾病，属于代谢性风湿性疾病范畴。目前认为其最重要的病因是由于嘌呤代谢紊乱导致的血尿酸增高，而尿酸排泄不良是最主要的原因。尿酸 70% 通过肾脏排出体外，其余 30% 通过肠道排出。肠道菌群已经被报道在肥胖、代谢、免疫、肿瘤等多种疾病中发挥重要作用。那么，肠道菌群在痛风患者中是否也发挥作用？

2016年我国一项痛风患者与健康人群的肠道菌群比较研究发现痛风患者存在肠道菌群失调。该项研究从35例患者和33名健康人群中筛选出17种痛风相关细菌，通过另外15例样本验证发现，17种细菌联合分析诊断痛风的准确率达到88.9%。通过菌群代谢通路研究分析发现黄嘌呤氧化酶在患者中富集，而尿囊素酶在患者中降低。黄嘌呤氧化酶是嘌呤转化生成尿酸的关键酶，而尿囊素酶促进尿酸转化成尿素。因此，作者认为痛风患者肠道菌群失调，其代谢过程的酶参与影响尿酸的代谢。

肠道菌群在痛风不同疾病状态，尤其是急性发作期是否起作用？痛风急性发作主要是尿酸盐晶体激活NLRP3炎症通路，导致中性粒细胞趋化及IL-1β前体活化，释放大量IL-1等炎症因子。Vieira等利用小鼠动物模型实验发现，在无菌环境、使用抗生素或 *GRP43* 基因缺陷情况下，小鼠对于注射尿酸盐晶体产生的炎症反应明显减弱，重新种植肠道菌群可以使小鼠炎症反应增强。来源于无菌小鼠的巨噬细胞在体外实验中也表现较弱的炎症反应特性。以上结果可以看出肠道菌群对于机体炎症反应有一定的塑造作用。这可能解释有些人长期患有高尿酸血症却不出现关节炎表现的原因，但目前尚无研究比较高尿酸血症与痛风患者肠道菌群的差异。

肠道菌群结构不同，代谢产物及其发挥的作用将有很大差别。目前研究认为肠道菌群代谢产物中短链脂肪酸（SCFA）具有抗炎作用，是对人体有益的代谢产物。饮食结构调整是痛风治疗的基础措施。那么，不同饮食结构对痛风有怎样的影响？Vieira 等利用痛风小鼠模型研究膳食纤维和 SCFA 对小鼠痛风炎症反应的影响。结果发现高膳食纤维和 SCFA 饲养的小鼠能够诱导炎症反应快速缓解，主要通过诱导中性粒细胞凋亡，降低炎症通路中 NFκB 活性，促进 IL-10、TGF-β 等抗炎因子的生成来实现。SCFA 是纤维在肠道菌群作用下的代谢产物。这样就提示大家可能通过调整饮食结构，调整肠道菌群构成，促使有利代谢产物增多，不仅有助于尿酸排泄，还可能抑制炎症的发生或降低炎症的严重程度。

另外，近年研究发现尿酸排泄相关基因 *ABCG2* 在肠道黏膜也有表达，其基因突变将导致肠道尿酸排泄障碍。*ABCG2* 基因与肠道菌群在尿酸排泄过程中是否存在相互作用？目前也尚无相关研究。

综上，目前初步研究发现痛风患者存在肠道菌群失调，但样本量较少，无前瞻性队列研究，无法证明肠道菌群与痛风的因果关系。另外，肠道菌群在痛风炎症反应、治疗等方面的动物实验的积极结果将为我们在痛风患者中开展相关研究提供理论指导。

（陈泽娜　整理）

14. 线粒体功能的紊乱、炎症小体的活化和 IL-1β 的分泌在痛风发病中发挥重要作用

炎症小体是一种存在于胞浆中由多种蛋白构成的复合物，其

中包含传感器蛋白，一种被称为凋亡相关的含有半胱天冬氨酸酶招募结构域（ASC）和前半胱天冬氨酸酶-1的小颗粒样蛋白。根据传感器蛋白颗粒的类型，炎症小体可以分成四个主要的亚家族，如 NACHT、LRR 和 PYD 结构域中有蛋白 3（NLRP3）、NLRP1、NLR 家族；CARD 结构中含有蛋白 4（NLRC4）和 AIM2。这些传感器蛋白可以被多种信号激活，如外源的微生物或内源的危险信号都可以导致 PYD 结构域的同源交互，从而形成炎症小体复合物，开启炎症反应。目前研究最多的是 NLRP3 炎症小体，它与感染、代谢及神经退行性疾病发病有密切关系。

NLRP3 是一种细胞内受体，其真正的配体仍未明确，但这种受体的激活物却有很多，如多种细胞产物包括溶血毒素、细菌 RNA 等可以诱导骨髓来源的巨噬细胞分泌 IL-1β；其次，许多内源性产物如 ATP、脂质酸、淀粉类物质 β、尿酸盐结晶及胆固醇结晶也可以特异性激活 NLRP3 炎症小体；除了这些传统的激活物，来源于溶酶体及细胞内细菌的 LPS 也可以通过非经典的半胱天冬氨酸酶-11 依赖途径激活半胱天冬氨酸酶-1，从而激活 NLRP3。

目前，NLRP3 炎症小体的激活两步过程理论已被广泛接受。第一步，也称为第 1 信号，由 TLR 及其配体激活介导 NF-κB 依赖的信号转导通路，继而 NLRP3 及前体 IL-1β 转录。第二步，也就是第 2 信号由上述提到的各种激活物促进的 K^+ 外流，溶酶体破裂或线粒体 ROS 形成。然而，目前仍认为 NLRP3 炎症小体的激活比两步激活理论复杂，而且两步激活理论也不能完全解释炎症小体形成。

线粒体功能、NLRP3 炎症小体及 IL-1β 在痛风的发病机制中相互联系，有着重要意义，也是潜在的痛风治疗靶点。痛风是一种经典的炎症小体激活而导致的炎症反应。尿酸盐结晶会导致溶酶体损伤并激活 NLRP3 炎症小体；炎症小体募集后，本身不活跃的前体半胱天冬氨酸酶 -1 会被其邻近的蛋白质自动处理成活跃的半胱天冬氨酸酶 -1，随后半胱天冬氨酸酶 -1 会诱导 IL-1β 和 IL-18 的生成。有研究表明线粒体损伤会产生 mtROS，从而导致 NLRP3 炎症小体的激活；损伤的线粒体的自噬活动及线粒体 DNA 释放进入细胞质都可能引起 NLRP3 炎症小体的激活。另外，抑制电压依赖的离子通道 -1 可以抑制由尿酸盐结晶引起的 NLRP3 炎症小体激活，则从另一个侧面说明线粒体功能异常可导致炎症小体的激活。

（欧嘉勇　整理）

观点精析：高尿酸血症的获得性原因值得重视！

多年来，有关高尿酸血症（HUA）的获得性原因较明确的有如下几点：（1）尿酸生成过多：高嘌呤饮食、酗酒或过多果糖摄入加速肝脏 ATP 降解；骨髓增殖及淋巴细胞增殖异常使核苷酸转化率增加。（2）尿酸排泄减少：肾脏，铅性肾病（铅中毒性痛风），肾小管尿酸排泄抑制剂（酮酸和乳酸）及其他多方面因素如甲状旁腺功能亢进、甲状腺功能减退和呼吸性酸中毒。(3)减少肾脏尿酸排泄导致高尿酸的药物：环孢素、酒精，尼古丁酸、噻嗪类药物、呋塞米和其他袢利尿剂、乙胺丁醇、小剂量阿司匹林、吡嗪酰胺，其他导致高尿酸的作用机制不明的药物，包括左旋多巴、茶碱和地达诺新（抗艾滋病药物）。相反，常用药物如氯沙坦、氨氯地平、非诺贝特有轻微促尿酸排泄作用，可以降低尿酸。

临床上，酒精摄入量与痛风发展风险有着很强的相关性，每日酒精摄入大于30～50g（3～4杯啤酒、红酒、白酒等），发生痛风的风险是没有酒精摄入人群的2～2.5倍。其原理是酒精摄入会加速肝脏ATP降解导致尿酸合成增加；饮酒同时也与乳酸生成相关，从而减少尿酸从肾脏排泄。啤酒，含有大量嘌呤鸟苷，发生痛风的风险是白酒的2倍以上；适量饮酒（14g或5盎司每天）不会增加痛风的风险及血清尿酸水平。其他获得性HUA的机制近年不断有新研究认识，值得大家关注，让患者重视和更好地管理自己。

高尿酸血症及痛风的诊断新视角

15. 痛风的临床表现多样化

痛风的急性发作表现为急性关节炎的症状：红、肿、热、痛，以及受累关节的活动受限。痛风急性发作为自限性，在1～2周内可缓解。在剧烈疼痛之前，通常会出现轻度关节不适或刺痛的前驱期，也可无先兆。在0～10的疼痛范围中，痛风急性发作的最大疼痛值通常高于7。典型发作者常于深夜被关节痛惊醒，疼痛进行性加剧，常在24小时内达到峰值，疼痛呈撕裂样、刀割样、烧灼样或咬噬样并伴有极度的关节压痛，难以忍受。首次发作多侵犯单关节，50%以上发生在第一跖趾关节，在以后的病程中，90%患者累及该部位。其他部位依次为足底＞踝关节＞足跟＞膝关节＞腕关节＞指关节＞肘关节。急性发作常与诱发因素相关，常见诱因有受寒、劳累、饮酒、高蛋白饮食、高嘌呤饮食、穿紧鞋、外伤、手术、感染等。痛风的发作常伴随系统性炎症反应，部分患者可有发热、寒战、头痛、心悸、恶心等全身症状，可伴有白细胞升高、红细胞沉降率（ESR）增快。Lee 等分析了 2000 年 1 月—2014 年 4 月痛风发作的 254 例患者，并将他们分成青年组（≤ 50 岁）、中年组和老年组（> 65 岁），比较他们的临床表现，发现患者的年龄与 CRP 和 ESR 水平显著相关（$P < 0.001$），老年患者半数以上（67.4%）有发热（> 37.8 ℃），白细胞、ESR、CRP 水平显著升高，与化脓性关节炎表现极其类似，需仔细鉴别。

急性关节炎缓解后一般无明显后遗症状，有时仅有患部皮肤色素沉着、脱屑、刺痒等。此期可持续数月或数年。少数患者仅有 1 次单关节炎，以后不再发作，但大多数患者在 6 个月至 2 年内复发。随着病情的进展，发作次数逐渐增多，症状持续时间延长，无症状间歇期缩短，甚至症状不能完全缓解，且受累关节逐渐增多。从下肢向上肢、从远端小关节向大关节发展，出现指、腕、肘等关节受累，少数患者可影响到肩、髋、骶髂、胸锁或脊柱关节，也可累及关节周围滑囊、肌腱、腱鞘等部位，症状和体征渐趋不典型。

皮下痛风石和慢性痛风石性关节炎是痛风的慢性表现。皮下痛风石发生的典型部位是耳郭，也常见于反复发作的关节周围，以及鹰嘴、跟腱、髌骨滑囊等处。这些痛风石通常是无痛的，严重时无法穿鞋，受累关节运动受到限制，当出现在手上时还会导致抓握能力变差。外观为皮下隆起的大小不一的黄白色赘生物，皮肤表面菲薄且覆盖较多血管，破溃后排出粉笔屑样尿酸盐结晶，经久不愈，常可致感染。皮下痛风石常与慢性痛风石性关节炎并存。关节内大量沉积的痛风石可造成关节骨质破坏、关节周围组织纤维化、继发退行性改变等，临床表现为持续关节肿痛、压痛、畸形、功能障碍。慢性期症状相对缓和，但也可有急性发作。

痛风患者肾脏表现常见。慢性尿酸盐肾病患者临床表现为尿浓缩功能下降，出现夜尿增多、低比重尿、小分子蛋白尿、白细胞尿、轻度血尿及管型等。晚期肾小球滤过功能下降，出现肾功能不全及高血压、水肿、贫血等。尿酸性尿路结石在痛风患者中的发生率在20%以上，且可能出现于痛风性关节炎发生之前。结石较小者呈砂砾状随尿排出，可无明显症状；较大者可阻塞尿路，引起肾绞痛、血尿、排尿困难、泌尿系感染、肾盂扩张、积水等。急性尿酸性肾病临床表现为少尿、无尿，急性肾功能衰竭；尿中可见大量尿酸晶体。这种情况在原发性痛风中少见，多由恶性肿瘤及其放射治疗、化学治疗（即肿瘤溶解综合征）等继发原因引起。痛风还常与肥胖、高脂血症、糖尿病、高血压及心脑血管病伴发。

痛风的临床表现是其诊断及分类标准的重要组成部分，2015年 ACR/EULAR 痛风分类标准细化了各项临床表现（受累关节、症状特征、病程、痛风石）的分值，使得痛风诊断的敏感性和特异性有了进一步提高。

（李佳敏 整理）

16. 国内外指南把痛风分为四个阶段，对临床诊治有一定意义

痛风的自然病程可分为四期，即无症状高尿酸血症期、急性痛风性关节炎期、发作间期、慢性期。

（1）第一期：无症状的高尿酸血症

尿酸盐是体内存在的尿酸的电离形式。尿酸是 pH 5.8 的弱酸。当血清尿酸水平升高到正常阈值以上时，组织中开始出现尿酸晶体的沉积。高尿酸血症的病理阈值定义为 408μmol/L。

体内血尿酸的水平由尿酸生成和排泄的平衡决定，体内生成的尿酸包括从饮食中的嘌呤摄入和细胞新陈代谢的内源性产生，尿酸的排泄则由肾脏和胃肠道承担。尿酸生成增多仅占痛风病例的 10%，其余 90% 的痛风是由肾脏排泄不足引起的。

影响血尿酸水平的因素还包括年龄和性别。儿童的血尿酸低，青春期后，血尿酸水平开始逐渐增加达到正常水平。男性的血尿酸正常水平高于女性，但绝经后女性的血尿酸提高达到男性的水平。这就解释了为什么痛风通常是中老年男性和绝经后妇女发病。

此时期的患者血清中尿酸浓度增高，超出正常水平（男性＞420μmol/L，女性＞360μumol/L），但未出现关节疼痛等其他症状。近年来，有研究证实，高尿酸血症的患者在关节彩超检查时也可在关节及肾脏检测到尿酸盐结晶的存在。

（2）第二期：急性痛风性关节炎

尿酸盐晶体在关节腔中的沉积是导致痛风性关节炎的原因。这些晶体通过被滑膜吞噬细胞吞噬而导致炎症过程，导致溶酶体酶的释放和炎性趋化因子的产生。另一种机制是尿酸盐晶体通过与膜脂质和糖蛋白的直接结合来改变吞噬细胞膜的稳定性。这一过程涉及 G 蛋白，磷脂酶 A2、C 和 D，酪氨酸激酶和其他激酶如丝裂原活化激酶（ERK1/ERK2，p38）和 c-Jun N- 末端激酶的激活。这种相互作用导致吞噬细胞中 IL-8 增加，并导致嗜中性粒细胞的活化。

痛风性关节炎的发病机制涉及单核细胞和肥大细胞的初始活化，随后是嗜中性粒细胞激活。在痛风首次发作之前的临界时期，巨噬细胞吞噬尿酸盐晶体，分化好的巨噬细胞具有容纳这些晶体而不诱导炎症反应的能力。虽然较低分化的单核细胞产生大量的 TNF、IL-1、IL-6 和 IL-8，以及吞噬尿酸盐晶体后内皮活化。此外，肥大细胞通过产生组胺和 IL-1，使血管通透性和血管舒张增加，是诱导急性痛风发作的关键因素。单核细胞和肥大细胞产生的趋化因子和局部血管舒张刺激嗜中性粒细胞趋化性。此外，内皮细胞活化进一步加剧中性粒细胞的炎症反应和迁移，导致局部嗜中性粒细胞的浸润。

在滑膜内，丰富的趋化因子如白细胞三烯、血小板活化因子和白介素（主要是 IL-8）导致了 90% 的嗜中性粒细胞激活和急性炎症的恶化。因此，针对 IL-8 的靶向治疗可能有助于防止痛风的急性发作。

痛风的急性发作通常是自限性的，在数小时到几天内。这是由于巨噬细胞逐渐去除和吞噬晶体，从而抑制细胞和趋化因子的活化。此外，巨噬细胞还清除细胞凋亡的残留物以帮助阻止炎症的级联反应。巨噬细胞还通过分泌 TGF-β 消除 IL-1（另一个重要的促进炎症过程的细胞因子）。

抗炎细胞因子在抑制炎症过程中起重要作用。另一个终止急性发作的机制包括促炎细胞因子的蛋白水解，降低白细胞表面的 TNFα 和白细胞介素受体的表达。血管扩张和血管通透性增加对于巨噬细胞外渗至关节液以清除局部的炎症也是很重要的。

（3）第三期：发作间期

在发作间期，患者无关节肿痛等症状，但在关节腔内，慢性滑膜炎、骨质侵蚀、软骨损伤仍在持续发生。这可以通过不同的机制来解释。

滑膜中尿酸盐晶体的存在导致软骨细胞刺激产生炎性细胞因子、一氧化氮和基质金属蛋白酶，导致软骨损伤。在骨细胞水平，IL-1β、核因子 B（RANK）和 RANK 配体（RANK-RANKL）通路受体的激活是破骨细胞分化和骨侵蚀形成的关键因素。痛风骨侵蚀的特征是具有突出的边缘和能保持部分关节间隙。此外，成骨细胞可通过释放促炎细胞因子导致骨质侵蚀破坏，同时损害其自身的骨形成功能。而在明显的骨侵蚀发生前，受影响的关节会持续存在低度炎症，急性发作期的细胞因子在痛风的发作间期也可以以较低浓度持续存在。

（4）第四期：慢性期

慢性期包括痛风石形成、慢性痛风性关节炎和肾脏病变。

皮下痛风石和慢性痛风性关节炎是长期显著的高尿酸血症，大量单钠尿酸盐晶体沉积于皮下、关节滑膜、软骨、骨质及关节周围软组织的结果。尿酸盐晶体可激活补体及滑膜内常驻细胞和细胞因子。多种介质进而激活血液中中性粒细胞和内盘细胞，导致大量中性粒细胞涌入。中性粒细胞进入关节向晶体迁移并吞噬晶体。当晶体被覆盖免疫球蛋白和补体时，可促进炎症介质释放。当晶体无覆盖时，晶体与溶酶体作用致溶酶体膜溶解，溢出毒性内容物，导致细胞溶解。以上可导致局部组织损伤和炎症循环炎症细胞募集。尿酸嵌入脂质、蛋白质、多糖组成的基质中，尿酸驱动持续的炎症状态，最后形成痛风石。痛风石可理解为不同区域单核或多核吞噬细胞组成的肉芽肿。痛风石主要由尿酸钠（monosodium urate，MSU）晶体组成，MSU 晶体和碎片组成中心区，周围是冠状区，由巨噬细胞、肥大细胞、浆细胞组成。冠状区和中心区由结缔组织包裹，形成纤维血管区。

痛风石常与慢性痛风性关节炎并存。关节内大量沉积的痛风石可造成关节骨质破坏、关节周围组织纤维化和继发退行性改变等。

尿酸的排泄三分之二发生在肾脏，其余部分通过胃肠道排泄。尿酸经肾脏排泄有四个阶段。第一阶段是尿酸穿过 Bowman

胶囊（肾小球滤过）；第二阶段是几乎所有尿酸通过近端小管再吸收；第三阶段是分泌和一部分尿酸的重吸收；第四阶段是近端小管的另一个重吸收过程。排泄的尿酸约10%通过肾小球滤过，其余的在体内被重吸收。尿酸盐晶体沉积于肾间质，可导致慢性肾小管－间质性肾炎。晚期可致肾小球滤过功能下降，出现肾功能不全。尿中尿酸浓度增高呈过饱和状态，会在泌尿系统沉积并形成尿酸性尿路结石，这在痛风患者中的发生率在20%以上，且可能出现于痛风关节炎发生之前。如果血及尿中尿酸水平急骤升高，大量尿酸结晶沉积于肾小管、集合管等处，可造成急性尿路梗阻。

使用降尿酸药物和适当的预防痛风急性发作的治疗，可明显降低痛风发展到慢性期的机会。但是，由于尿酸本身是一种对血管内皮具有保护作用的抗氧化剂，尿酸的存在对于血管完整性和人体功能的平衡是至关重要的。另一方面，一些研究发现，别嘌醇和黄嘌呤氧化酶抑制剂用于治疗高尿酸症和痛风，对血管内皮细胞也具有保护作用，能降低心血管风险。所以，降尿酸治疗需要监测血尿酸水平，使血尿酸下降到一定的合理的程度，但并不是血尿酸越低越好。

（胡载颖　吴鑫雨　整理）

17. 急慢性痛风性关节炎鉴别诊断差异较大

这里从急性痛风性关节炎的鉴别诊断和慢性痛风石性痛风的鉴别诊断来对痛风的鉴别诊断进行阐述。

临床上多种疾病均可能导致急性单关节炎或多关节炎。这些疾病大都可以依据临床病史、体格检查和关节液分析与痛风及其他类型的急性结晶性关节炎相鉴别；在一些病例中，包括影像学检查在内的其他检查可能是有益的。对于大多数患者，穿刺抽吸受累关节的滑液并进行抽吸液的革兰染色、培养以及常规和偏振光显微镜分析可以将痛风与这些疾病相鉴别。

（1）急性痛风性关节炎的鉴别诊断

临床几种疾病可能与急性痛风性关节炎类似。

①脓毒性关节炎：由于痛风和脓毒性关节炎的症状和体格检查类似，都包括发热、白细胞增多和 ESR 升高等情况，因此不能从临床上鉴别急性单关节性痛风和急性脓毒性关节炎。而在罕见情况下，急性痛风和脓毒性关节炎可同时存在。

② CPPD 病：CPPD 病是一种与焦磷酸钙晶体沉积有关的晶体性关节病，又称为"假性痛风""焦磷酸钙关节病""关节软骨钙质沉着"。其主要表现为关节纤维软骨或透明软骨、半月板、滑膜及关节周围组织的钙质沉积。在某些情况下，同时具有这两种疾病患者的滑液中性粒细胞中可发现尿酸盐结晶和 CPP 结晶。

③碱性磷酸钙（basic calcium phosphate，BCP）结晶病：BCP 结晶沉积引起的关节炎或关节周围炎通常不能通过偏光显微

镜检查确诊，原因是其单个结晶小于标准光学显微镜的分辨率，而且结晶聚集的团块不具备双折射性。X 线摄片可能显示关节周围钙化。然而，BCP 或磷灰石结晶很少引起高度的炎症性细胞计数升高。透射电子显微镜和 X 射线粉末衍射已成功地用于这些晶体的研究性鉴定，但还未在临床实践中应用。

而对于反复发作的急性关节炎可自行缓解，或使用非甾体类抗炎药后可迅速完全改善，有过此类病史的患者的鉴别诊断包括急性 CPP 结晶性关节炎、反应性关节炎、急性风湿热及某些罕见疾病（如 Whipple 病）。

（2）慢性痛风石性痛风的鉴别诊断

慢性痛风石性痛风的临床表现可能与其他类型的关节炎相似。

①类风湿关节炎：慢性痛风石性痛风的临床表现可能与其他类型的慢性炎性多关节炎相混淆，如类风湿关节炎。痛风石偶尔还可能被误认为是类风湿结节。在这些情况下，痛风的关节受累呈不对称性和非同步性，结节病变中存在尿酸盐结晶，并且具有独特的放射学特征，这通常足以区分这些疾病。

②指（趾）炎：痛风石性痛风的临床表现可能与其他疾病中的指（趾）炎相似，如银屑病关节炎、其他类型的脊柱关节炎和结节病。根据病史和体格检查通常可将这些疾病与痛风相鉴别。

③骨髓炎：罕见情况下，痛风石性痛风关节的肿大及破坏性改变可能被误诊为骨髓炎，有时还可导致患指（趾）的错误截肢。痛风患者的病史通常会支持诊断，并且可以通过偏振光显微镜检

测细针抽吸物有无尿酸单钠结晶来证实诊断。

（杜格 整理）

18. 使用 GRADE 标准制定中国痛风诊疗指南

近年来，各国及组织关于痛风及高尿酸血症的诊疗指南不断推出和更新，其中较为广泛应用的诊疗指南有英国风湿病学会指南、美国风湿病学会指南、欧洲抗风湿病联盟痛风诊疗指南。我国分别在 2004 年、2011 年推出了原发性痛风诊治指南（草案）、中国痛风临床诊治指南，从痛风临床表现、检查、诊断、鉴别诊断、治疗这些方面进行阐述，完整地介绍了痛风的诊疗过程。随着我国痛风患者发病率的增加，新的诊断、治疗方法的改进，以及其他国家关于痛风诊疗指南的更新，中国有必要针对国内人群进行中国痛风诊疗指南的更新。

2002 年在卫生部、中华医学会的领导下，为提高医疗质量、规范诊疗行为，各专科分会着手编写临床诊疗指南，并在 2004 年发布了原发性痛风诊治指南（草案），并在 2011 年进行了更新。然而，指南的形成未严格按照指南制定的方法和步骤，部分基于专家共识。近年来，随着循证医学的发展，指南数量逐年增加，但指南质量却良莠不齐，制定方案缺乏严谨，制定过程不够透明公开，这些不足严重影响指南对临床诊疗工作的指导。目前广泛得到接受的关于指南的定义是 2011 年由美国医学科学院提出的，即指南是基于系统评价的证据和平衡了不同干预措施的利弊，在此基础上形成的能够为患者提供最佳保健服务的推荐意见。可见，指南是一份科学的推荐意见，并基于证据。如何对证据质量进行分级，并在此基础上作出推荐是制定指南的关键因素。

20世纪60年代，美国社会学家Campbell和Stanley首次提出证据分级的概念，此后多个机构和组织提出了对医学证据分级和推荐意见的标准，如CTFPHE标准、ACCP标准、AHRQ标准、SIGN标准等。随着循证医学的发展，证据质量和推荐强度的分级经历了从定性到定量（最高证据从单个RCTs到meta分析），从局部到整体（从考虑研究设计到考虑研究质量、结果的直接性等），从片面到全面（从针对治疗扩展到诊断、效益方面）的过程。

2000年，由19个国家和国际组织共同创建了GRADE工作组，并在2004年制定出国际统一的证据质量分级和推荐强度系统，得到60多个国际组织的认可、采纳，为制定指南提供了方法学的指导。GRADE标准为系统评价和指南提供了一个证据质量评价体系，同时为指南中的推荐强度评级提供了一种系统方法，为系统评价和指南总结证据，并将各个步骤透明化、结构化。其步骤包括：首先从确定问题开始，即形成并确定PICO（patient、intervention、comparison、outcome）问题；根据问题进行进一步文献搜索；最后以结果为中心对每一结果相关的证据体进行GRADE分级并形成证据概要表、结果总结表（表1、表2）。在形成证据体并进行GRADE分级后，为进一步制定推荐意见撰

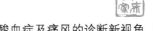

写指南时，还需考虑推荐的方向及强度。GRADE 系统将推荐分成强、弱两级。推荐的强度反映的是对一项措施是否利大于弊的确定程度，而证据质量高指的是真实效应值接近效应估计值，因而证据质量高低与推荐强度并无直接关系。推荐强度需考虑四个关键因素（表3）。

表1　GRADE 证据质量四个等级的含义

质量等级	定义
高	我们非常确信真实的效应值接近效应估计值
中	对效应估计值我们有中等程度的信心：真实值有可能接近估计值，但仍存在二者大不相同的可能性
低	我们对效应估计值的确信程度有限：真实值可能与估计值大不相同
极低	我们对效应估计值几乎没有信心：真实值很可能与估计值大不相同

表2　GRADE 证据质量分级方法概要

研究设计	证据集群的初始质量	如果符合以下条件，降级	如果符合以下条件，升级	证据集群的质量等级
随机试验	高→	偏倚风险 −1 严重 −2 非常严重	效应量大 +1 大 +2 非常大	高（++++）
观察性研究	低→	不一致性 −1 严重 −2 非常严重	剂量效应 +1 梯度量效证据	中（+++○）
		间接性 −1 严重 −2 非常严重	所有可能的剩余混杂因素 +1 降低所展示的效应 +1 如未观察到效应意味着是一种假效应	低（++○○）

续表

研究设计	证据集群的初始质量	如果符合以下条件，降级	如果符合以下条件，升级	证据集群的质量等级
		不精确 −1 严重 −2 非常严重		极低 (+○○○)
		发表偏倚 −1 可能 −2 非常可能		

表3 GRADE系统推荐强度的决定因素

因素	说明
利弊平衡	利弊间的差别越大，越适合作出强推荐；差别越小，越适合作出弱推荐
证据质量	证据质量越高，越适合作出强推荐
价值观和意愿	价值观和意愿差异越大，或不确定性越大，越适合作出弱推荐
成本（资源配置）	一项干预措施的花费越高，即消耗的资源越多，越不适合作出强推荐

2016年中国痛风诊疗指南针对目前痛风指南未能引用我国的痛风相关研究、新的痛风分类标准的提出、影像诊断技术的应用等问题，依据国内外指南制定的方法与步骤，由GRADE中国中心/兰州大学循证医学中心提供方法学支持，使用GRADE标准对证据体和推荐意见进行分级，初步形成18条推荐意见，经过德尔菲法和专家共识会及问卷调查，最终形成12条推荐意见。

（谢雅　整理）

19. 偏振光显微镜下关节液中尿酸盐结晶检查至今仍是痛风诊断的金标准

痛风的诊断目前大多采用 1977 年美国风湿病学会制定的痛风诊断标准，该标准尤其强调关节液中有特异的尿酸盐结晶体或有痛风石。用化学方法或偏振光显微镜观察证实有尿酸盐结晶，可依此作为诊断痛风的"金标准"。临床上对痛风的诊断、鉴别诊断存在较多的难处，在急性期容易与急性风湿性关节炎、假性痛风、化脓性关节炎、外伤性关节炎、淋病性关节炎等疾病混淆；在慢性期容易与慢性类风湿踝关节炎、银屑病性关节炎、结核变态反应性关节炎等疾病混淆。尿酸盐结晶沉积在关节内，刺激组织导致炎症，从而引起急性痛风性关节炎的发作。如果患者患了痛风，即使在没有症状的时候，也可在关节液中找到尿酸钠结晶（图 1），从而确诊痛风，这就大大降低了痛风患者的误诊率与漏诊率，为治疗争取了时间。

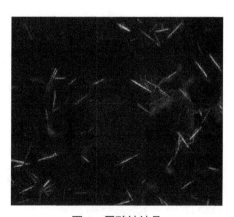

图 1　尿酸钠结晶

做关节液结晶检测时，关节液标本由临床医师穿刺抽取，送检的关节液需加肝素抗凝剂，离心沉淀，取沉淀物，盖上盖玻片，用偏振光显微镜观察及分析。在偏振光显微镜下，可观察到引起痛风的尿酸盐晶体呈细针状或钝棒状，对光折射性强，有一部分尿酸盐结晶会出现在细胞内，有文献报道尿酸盐结晶形态大小为 5～20μm；而引起假性痛风的焦磷酸钙晶体呈棒状或菱形，长度较尿酸盐晶体短，双折射光强度弱；羟磷灰石晶体为球状或铜钱样的聚合物；胆固醇结晶呈盘状，角上有"V"形切痕；而草酸钙结晶呈四方形、双锥状体或棒状，类似于信封。

临床上关节液中结晶检测主要应用于协助诊断、鉴别诊断痛风与其他非痛风性关节炎，痛风性关节炎患者关节液中含有尿酸盐结晶，其他非痛风性关节炎患者关节液中不含尿酸盐结晶或者含有其他外源性结晶等。不同的关节液中有特异的结晶：若患者关节液中的结晶为尿酸盐结晶，且伴有血尿酸升高，可初步认定为痛风性关节炎；若患者关节液中的结晶为焦磷酸钙双水化物结晶或其他外源性结晶，且血尿酸正常，可初步认定为假痛风性关节炎；若患者关节液中未检出尿酸盐结晶，且血尿酸正常，关节液为脓性渗出液，涂片镜检可见革兰阳性葡萄球菌和培养出金黄色葡萄球菌，应考虑为化脓性关节炎；若检出淋病双球菌或细菌培养出淋病双球菌，应考虑为淋病性关节炎；若患者关节液中未检出尿酸盐结晶，且血尿酸正常，抗溶血性链球菌试验抗链球菌激酶、抗透明质酸酶阳性，应考虑为急性风湿性关节炎；若患者关节液中未检出尿酸盐结晶，检出胆固醇结晶，应考虑为类风湿性关节炎；若患者关节液中未检出尿酸盐结晶，且血尿酸正常，伴有关节外伤史，应考虑为外伤性关节炎；若患者关节液中未检出尿酸盐结晶，且血尿酸正常，关节液涂片、抗酸染色，镜下若检出结核杆菌，关节液可见较多单核细胞，结核菌素试验强阳性，应考虑为结核变态反应性关节炎。

关节液中结晶检测在痛风治疗过程中起着重要作用，关节液中有无发现尿酸盐结晶有助于临床医生判断是否需要降尿酸治疗，以及治疗用药是否需要调整。如果关节液结晶中检测有大量的尿酸盐结晶，加之血尿酸又高，则提示临床应使用降尿酸药物；或临床上已经使用了大量的降尿酸药物，但关节液中仍发现有尿酸盐结晶，血中尿酸又高，说明患者用药效果不佳，需及时调整方案；若关节液中结晶检测未发现大量的尿酸盐结晶，血中尿酸也不高，则提示患者可考虑逐步减量或停药，改为饮食控制。穿刺不成功或实验操作不当，或患者处于痛风的第一阶段——痛风早期，即高尿酸血症期，关节液可能找不到尿酸盐结晶。

急性痛风根据典型临床表现、实验室检查和治疗反应不难做出诊断，而慢性痛风性关节炎的诊断，则需要认真进行鉴别，并应取得尿酸盐结晶作为诊断依据。关节液中结晶检测在痛风与非痛风性关节炎的诊治及鉴别诊断中起着很重要的作用，随着越来越多的晶体被发现，人们对晶体性关节病的逐步认识，需要建立一套鉴别各种晶体的统一规则和方法来协助临床对于晶体性关节炎病的诊断。偏振光显微镜已被很多医院实验室所采用，还有一些特殊染色的方法、单克隆抗体技术和特殊降解的方法，也可起到辅助诊断和鉴别诊断的作用。

（魏秋静　整理）

20. 超声检查是痛风性关节炎诊断的重要影像学检查

目前，国内外诊断痛风的金标准为"关节滑液或痛风石抽吸物中发现特异性尿酸盐结晶"，但该检查为有创操作，在临床上未得到广泛开展。如果患者具有典型的单侧第一跖趾关节红肿热痛，持续数天自行缓解，依据临床经验很容易诊断痛风；然而，有些患者早期症状不典型，易误诊或漏诊。目前，如何早期诊断痛风仍然是临床医师由面临的一个重要挑战。

近年来，影像学检查如 X 线、双源 CT、MRI 和超声在痛风性关节炎中的应用越来越多。然而，X 线可以较好地显示痛风患者晚期的骨质破坏，但对于早期关节病变不敏感。双源 CT 可以清晰地鉴别尿酸盐结晶沉积与非尿酸盐结晶沉积，其敏感性和特异性均较好，但因辐射量大，对软组织显影差，临床应用受到一定限制。尽管 MRI 可以早期发现痛风患者的软组织炎症、骨质破坏及痛风石，但因 MRI 价格昂贵，检查耗时长，限制了其临床应用。超声检查因其无创、价廉、无辐射，且操作简便，目前已在诊室或病房普遍开展。2015 年由 ACR 和 EULAR 联合发布的痛风新分类标准也已经把超声检查的"双轨征"纳入其中。

事实上，痛风患者的超声下表现多种多样，有些具有特异性，有些不具有特异性。既往研究报道，"双轨征""关节腔内点状强回声，呈落雪样改变""关节腔内不均匀强回声团"等是痛风患者超声下的常见征象。2012 年，有学者提出了"六分钟超声检查法"，即对双侧膝关节、双侧第一跖趾关节四个关节进行超声检查，如果超声发现双轨征和（或）高回声云雾区，可使大约 97% 的患者得到诊断。

然而，超声图像的采集和结果解读非常依赖于检查者的技术水平，目前对于痛风的超声下表现，尚缺乏统一的标准。因此，OMERACT （outcome measures in rheumatology） 组织成立了超声痛风工作组，首次就痛风性关节炎的超声下病变发布了国际共识，以规范超声在痛风中的合理应用。该国际共识提出了痛风性关节炎 4 种基本的超声下病变（图 2），具体如下：

（1）双轨征（double contour）：关节透明软骨表面的异常高回声带，其机制是尿酸盐结晶沉积并广泛覆盖在软骨表面，使得低回声的软骨表面出现高回声，与深处的骨关节面强回声形成双轨征。双轨征与声波角度无关，规则或不规则，连续或间断。需注意与软骨界面征鉴别，后者指关节腔积液时液体与软骨间界面出现一道强回声线，侧动探头可消失。另外，对于无症状高尿酸血症患者超声检查也可发现双轨征。

（2）痛风石（tophus）：可位于关节内、关节外或肌腱内，环形、不均质的高回声和（或）低回声聚集物，伴或不伴后方声影，周围可见小的无回声晕。其机制是单核巨噬细胞包绕形成的肉芽组织，晚期质硬，其内可能含钙化物质。

（3）结晶聚集（aggregates）：可位于关节内或肌腱内，异质性的高回声灶，即使增益最小化或声波角度改变仍保持高反射性，偶可伴后方声影。然而，当关节腔存在积液时，高回声点不具有特异性，如类风湿关节炎患者关节腔积液时超声下也可观察到高回声点，其可能是渗出的蛋白质；但如果高回声点出现在肌腱或增生的滑膜中则倾向于痛风。

（4）骨侵蚀（erosion）：关节内和（或）关节外骨皮质连续性中断，周围可有痛风石或尿酸盐结晶沉积，需经2个垂直平面证实，其与病程长短和痛风石沉积密切相关。

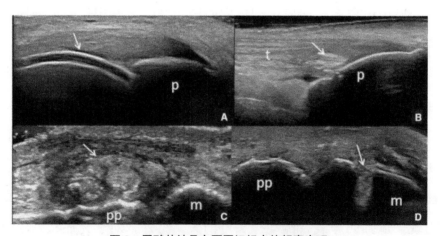

图2　尿酸盐结晶在不同组织中的超声表现

注：A：箭头示股骨髁软骨的双轨征（p为髌骨）；B：箭头示髌腱内部的聚集体（t为髌腱）；C：箭头示第一跖趾关节内的痛风石（pp为近端趾骨，m为跖骨）；D：箭头示第一跖骨骨皮质表面不连续，即骨侵蚀。（图片引自Gutierrez M，et al.*Rheumatology*，2015.）

以上四种征象是痛风最重要的超声下表现，利用超声检查发现双轨征、痛风石、结晶聚集、骨侵蚀等征象可识别绝大多数的痛风性关节炎，提示超声可作为痛风诊断的辅助手段。然而，该共识未将滑膜增厚或血流丰富纳入痛风的超声基本病变中，主要是因为滑膜增厚或血流丰富在其他炎性关节病变中也很常见，因此对于痛风的诊断缺乏特异性。

近年来，超声除了用于痛风性关节炎的诊断，还被用于监测降尿酸治疗过程中病情变化情况。2007 年，Perez-Ruiz 等人首次提出了应用超声测量慢性痛风性关节炎患者的痛风石直径，其发现痛风石体积减小程度与降尿酸治疗过程中血尿酸水平呈负相关。2015 年，Ottaviani 等学者对 16 例经关节液检查证实为尿酸盐结晶的痛风患者，分别在基线期和降尿酸治疗 6 个月后用超声检查双膝及双侧第一跖趾关节，结果显示经过降尿酸治疗后血尿酸水平达标（< 360μmol/L），与痛风石或双轨征消失之间具有较好的相关性，意味着超声可通过监测痛风石大小及双轨征存在与否，对患者降尿酸治疗的疗效进行评估。然而，上述研究样本量均较小，超声在痛风病情监测中的价值还需大规模的前瞻性临床研究进一步证实。

总而言之，超声作为一种无创检查方法，已在临床得到广泛开展。对于痛风患者，超声检查不仅有助于痛风的诊断，还可用于降尿酸疗效的监测。

（范湄妲　整理）

21. 双能 CT——痛风诊断的新 "武器"

目前，双能 CT 和超声技术已成为有价值的诊断痛风的非侵袭性手段。这里主要阐述一下双能 CT 在痛风诊断中的作用。

双能 CT 是应用两个相互垂直的球管发射出不同能量进行同时同层扫描，经探测器接收后对两种能量下采集的不同密度物质的信息进行分析。根据物质对不同能量 X 线衰减特性的不同，表现出组织相对应的 CT 值变化，进而可以区分、标识、分离并鉴别成像的组织或物体。2007 年双能 CT 首次报道应用于痛风性关节炎的诊断。2009 年 Choi 等研究显示，对于有痛风石形成的痛风患者，双能 CT 检查发现尿酸盐晶体的敏感度和特异度均为100%。Ogdie 等报道的纳入 11 项研究的 meta 分析提示双能 CT 与偏振光显微镜相比，诊断痛风的敏感性 0.87，特异性 0.84，其较超声发现的痛风石或双轨征的敏感性及特异性均更高。2015 年 ACR /EULAR 共同制定的痛风性关节炎分类标准已经将双能 CT 发现尿酸盐沉积作为新的标准中的一条，且占有重要权重。该诊断标准的敏感性达到 92%，特异性达到 89%。梅奥诊所的一项研究提示 30% 患者通过双能 CT 诊断为痛风，但关节液分析并未发现尿酸盐结晶。这与双能 CT 能够发现无法穿刺的肌腱、韧带等关节外组织的痛风结晶相关。除在痛风的诊断中发挥作用外，在痛风长期随访中尿酸盐结晶体积的变化可用于降尿酸治疗效果的评估。

双能 CT 的辐射剂量在 2 ～ 3mSv 之间，与普通 CT 相差无几，接近于每人每年接受的自然辐射源的平均剂量，其辐射剂量在可接受范围内。通过管电流调制、迭代重建技术、新探测器专用集成电路等方法亦可降低辐射剂量。双能 CT 扫描的部位多为四肢等不敏感部位，可降低辐射相关肿瘤的风险。

双能 CT 作为无创有价值的检查，目前在痛风的诊治中应用越来越广泛，但其仍有一定的局限性。上述 meta 分析纳入痛风患者的病程长，对于首次发作的痛风患者其敏感性下降，且有研究报道使用降尿酸药物且尿酸控制在 360μmol/L 以内可能出现假阴性结果。这些均提示双能 CT 对于发现早期或治疗后的微小尿酸盐结晶并不灵敏。此外，在双能 CT 的应用中不可忽视其伪影问题。由于尿酸盐结晶与角化的甲床双能 CT 值相近，88% 痛风患者足部双能 CT 检查中发现 76% 存在甲床绿色伪影。除甲床外，足跟或脚趾角化皮肤、血管钙化均可见到类似绿色伪影。有研究报道部分重度膝骨关节炎患者可出现假阳性情况，可能是伪影或者与关节破坏基质暴露后尿酸盐沉积相关，目前尚未明确。除伪影外，有研究报道部分散在分布于非解剖部位的亚毫米级尿酸盐结晶样图像被认为是图像噪声，并无实际意义。这需要有经验的放射科及风湿科医师做出专业判断。

综上所述，双能 CT 作为有潜力的筛查和诊断痛风的工具，能够准确地发现尿酸盐结晶并需要获得更广泛的应用。

（翟佳羽　整理）

22. 痛风的各种影像学检查孰优孰劣

影像学检查在痛风中的应用包括几个方面：（1）检测关节及其他器官的受损病理改变；（2）辅助痛风的诊断；（3）监测关节损害的变化以及对治疗的反应。尤其在痛风的诊断方面，2015年美国风湿病学会（ACR）和欧洲抗风湿联盟（EULAR）关于痛风的新分类标准显示，当满足临床表现、实验室检查和影像学检查三个方面时，诊断敏感性为 0.92，特异性为 0.89，曲线下面积为 0.95。这不仅全面优于仅考虑临床表现的诊断策略（敏感性为 0.85，特异性为 0.78，曲线下面积为 0.89），也优于此前已有的所有分类标准。

目前用于痛风的影像学检查包括传统 X 线、计算机断层扫描（CT）、磁共振（MRI）、超声（US）和双能 CT（DECT），以下对痛风的各种病变在这几种影像学检查中的表现做简要介绍。

（1）X 线

在痛风的急性期，X 线平片一般是正常的，或仅显示非特异的软组织肿胀和关节积液。慢性痛风石病变期可见 MSU 晶体沉积造成关节软骨下骨质破坏，出现偏心性圆形或卵圆形囊性变，甚至呈虫噬样、穿凿样缺损，边界较清，相邻的骨皮质可膨起或骨刺样翘起。重者可使关节面损坏，造成关节半脱位或脱位，甚至病理性骨折；也可破坏软骨，出现关节间隙狭窄以及继发退行性改变、局部骨质疏松等。

（2）超声（US）

近年来，随着图像质量和性能的提高，超声已经成为晶体性关节炎诊断的主要辅助手段之一。慢性痛风的特征性超声表现包括双轨征、痛风石、尿酸盐晶体沉积以及骨侵蚀，其中双轨征被认为是最具特征性的改变；急性期患者除了上述表现还可以显示滑膜炎和关节积液。这几种特征性超声征象的评估一致性各不相同，双轨征和痛风石的一致性要高于尿酸盐沉积。超声对痛风的诊断价值受到病程在内的一些因素的影响，在无症状高尿酸血症也可发现双轨征的存在，其诊断敏感性高于 X 线、MRI 和双能CT。超声的另一个重要应用是评估降尿酸药物的疗效，已有研究发现了治疗后痛风石缩小以及双轨征消失。

（3）CT

由于 CT 具有良好的分辨率和高对比度，因此经常用于评估晶体性关节病的病变，在发现细微结构的改变方面具有明显优于传统 X 线的价值。和相邻的软组织比起来，晶体沉积物通常是高密度的，例如，MSU 晶体的平均密度为 160～170 单位，最高可达 300 单位，很容易在 CT 上区分；同时，CT 对于发现早期微小的骨侵蚀破坏也比传统 X 线敏感。CT 的主要应用限制在于其放射性，因此一般用于较疑难病例的辅助诊断，尤其是传统 X 线难以显示的区域，如中轴关节受累。

（4）双能 CT

近年来，双能 CT 的出现可谓是在痛风的诊断和评估方面开辟了一个全新的视角。和传统 CT 不同，双能 CT 通过不同的 X 线光谱区分各种晶体沉积物，使用的原理不仅包括了组织密度，而且包括原子数目和光子束能量。双能 CT 在评估 MSU 沉积方面具有很高的诊断能力，已有文献报道的敏感性和特异性从 75% 到 100% 不等，观察者间一致性高达 0.87 至 1.0。在检测较小的 MSU 沉积方面，DECT 和超声的特异性相当或更高，但敏感性相对较低。假阴性的原因包括晶体浓度低、晶体颗粒小或技术参数，假阳性的原因包括具有类似光谱指标的组织如角蛋白，这样在后处理的图像上就会错误显示出 MSU 沉积，一般分布在甲床和皮肤周围；其他的原因包括金属伪影和 MSU 沉积图像旁的单个图像噪声，另外，在严重骨关节炎患者中也可能出现假阳性。

双能 CT 不仅能高度特异地检测 MSU 沉积用于临床诊断，而且可以自动测量 MSU 沉积物体积用于各种临床研究中监测痛风石负荷和痛风的转归等，应用前景不可估量。但双能 CT 的应用还需要进一步完善，包括如何对图像后处理参数进行标准化。不同的厂商使用的成像技术也有所不同，但目前文献报道的主流技术仍是双源扫描。

（5）MRI

MRI 对于晶体沉积的检测效果比较差，也没有很好的特征性表现，因此并不作为评估痛风性关节炎的常规影像学检查，也没有被最新的痛风分类标准纳入。一般痛风石在 T1 加权序列上呈低信号，在 T2 加权和 T1 增强序列上，信号因炎症程度不同呈不规则强化。由于 MRI 对软组织分辨率具有优势，因此可以用以评估痛风的滑膜炎和软组织炎症。另外，MRI 在发现痛风合并的骨髓炎以及早期结构破坏方面具有一定价值。

综合以上痛风在各种影像学检查中的不同表现，可以对各种检查在痛风中的临床应用价值作出大致的归纳。对于急性痛风性关节炎，X 线仅能显示软组织肿胀，而超声和 MRI 均可很好检测滑膜及软组织和关节积液，但这些表现并非痛风独有。针对痛风的影像学检查，更重要的是痛风慢性病变尤其是尿酸盐结晶沉积的检测。普通 X 线方便、快捷，且普及面广，特异性的骨质改变对于诊断具有高度特异性，但无法发现晶体沉积，对于早期诊断不利。超声检查经过近年的发展，已明确几种特征性超声表现，其中双轨征被认为是最具特征性的改变并纳入最新的分类标准，经过标准流程训练后的检查者也能达到很好的一致性。经典 CT 既能够很好地发现骨质改变，对晶体沉积也有很好的区分度，缺点是放射性较大。双能 CT 可以非常灵敏且特异地检测和区分尿酸盐晶体沉积，被纳入最新的痛风分类标准，在痛风的诊断、病情评估和预后方面都有很好的应用前景，不足之处是在图像扫描、后处理参数上尚未标准化，也尚未广泛普及。MRI 由于对晶体沉积的检测效能较低且费用较高，尚不适合作为痛风的常规检查手段。

（廖泽涛　整理）

23. 高尿酸血症及痛风患者易出现多种合并症

高尿酸血症及痛风常伴随多种合并症，如肾脏疾病、代谢性疾病、心脑血管疾病等，其中以肾脏疾病及代谢性疾病最为常见。

高尿酸血症及痛风时尿酸盐沉积在肾脏可直接导致肾脏损害，出现急性/慢性尿酸盐肾病、尿酸性肾石症，与此同时，肾脏损害可影响尿酸的排泄，出现继发性高尿酸血症，尿酸水平的进一步增加又可加重肾脏损害，从而形成恶性循环。高尿酸血症是慢性肾脏病的独立危险因素。

（1）慢性尿酸盐肾病是由于尿酸钠盐结晶沉积在肾脏髓质所致，患者可出现肾小管功能障碍，如夜尿增多、低比重尿、小分子蛋白尿等，晚期可出现肾小球滤过率下降和慢性肾衰竭。由于尿酸升高水平与肾功能损伤程度可不匹配，且需与其他慢性肾脏病相鉴别，确诊需肾活检证实肾组织中有尿酸盐结晶沉积。一旦确诊即需要开始进行饮食控制、水化等非药物治疗，疗效不佳者应根据血尿酸水平及合并症情况开始药物治疗。

（2）急性尿酸盐肾病是由于严重的高尿酸血症导致过量尿酸盐沉积并阻塞肾小管引起的急性肾损伤，主要表现为少尿及无尿，可发生尿路梗阻，出现腰痛，一般多见于肿瘤溶解综合征。遇到急性肾损伤患者，同时合并血尿酸水平显著升高（超过 900μmol/L）时，应考虑急性尿酸盐肾病；确诊需行肾活检，肾脏病理可见肾小管不同程度变性、坏死，肾小球一般无明显病变，偏振光显微镜可见到肾小管腔内尿酸结晶沉积。本病通常是可逆的，确诊后需紧急处理。针对高风险患者应积极静脉补液，在心肾功能允许的情况下将尿量维持在 80 ～ 100ml/h。目前，推荐首选重组尿酸酶、黄嘌呤氧化酶抑制剂将血尿酸控制在 300μmol/L 以下，严重者可进行血液透析治疗。

（3）随着人们饮食结构的改变，我国高尿酸血症及痛风的发病率呈逐年上升趋势，与此同时，尿酸性肾结石占泌尿系结石的比率也升高至 5%。发生急性梗阻时可引起急性肾损伤，表现为发热、少尿、无尿、肾积水、血肌酐升高等；慢性梗阻可引起肾积水和肾实质萎缩，甚至发展为终末期肾病。患者尿液 pH 常低于 6.0，尿沉渣检查可见尿酸盐结晶。肾脏超声检查、静脉肾盂造影及 CT 检查有助于诊断。明确诊断患者可采用排石疗法、体外冲击波碎石和（或）手术治疗。

（4）同时合并慢性肾脏病的高尿酸血症及痛风患者应根据原发病、并发症及肾功能情况选择合适的药物治疗。慢性肾脏病 4 ～ 5 期患者的痛风急性发作时不宜使用非甾体类抗炎药（NSAIDs），可给予糖皮质激素短期口服或关节腔内注射，也可采用低剂量秋水仙碱治疗。痛风症状缓解应尽快开始降尿酸治疗，以降低肾小球尿酸负荷，延缓慢性肾脏病进展。需警惕肾功能受损可能增加别嘌醇的毒性。非布司他在轻中度肾功能不全患者无需调整剂量，而 4 ～ 5 期患者需谨慎使用。尿酸性肾石症和重度肾功能不全患者不推荐使用苯溴马隆。

多项研究表明，高尿酸血症及痛风与代谢综合征存在明显的相关性。目前认为胰岛素抵抗是代谢综合征的共同病理生理基础。常见的与高尿酸血症及痛风相关的代谢综合征包括：①肥胖：尤其是腹型肥胖与高尿酸血症及痛风关系密切。控制体重，尤其是改善腹型肥胖可降低患者血尿酸水平。②高血压：大量研究显示高尿酸血症及痛风是高血压的独立危险因素。推荐使用利尿剂以外的降压药物控制患者血压，优先推荐氯沙坦钾，具有促尿酸排泄的作用，并可减少心血管事件发生率。氨氯地平具有促尿酸排泄作用，推荐用于合并缺血性卒中的高血压患者。③高血糖：有研究显示糖尿病患者高尿酸血症及痛风的患病率增高。血尿酸水平增高不仅增加 2 型糖尿病的患病风险，而且是非糖尿病人群未来发生 2 型糖尿病的独立危险因素。高尿酸血症及痛风还是糖尿病肾病进展和恶化的重要预测因子。糖代谢异常患者血尿酸水平超过 480μmol/L 时，应立即开始降尿酸治疗。现有的临床资料没有显示降糖药物对血尿酸水平具有不良影响。④血脂紊乱：血脂紊乱是高尿酸血症和痛风常见的合并症，高甘油三酯血症是发生高尿酸血症和痛风的独立预测因素。因需具有促尿酸排泄作用，故推荐使用阿托伐他汀、非诺贝特降脂治疗。

高尿酸血症及痛风是心血管疾病的独立危险因素，同时与许多传统的心血管危险因素相互作用参与心血管疾病的发生、发展及转归。对于高尿酸血症及痛风合并冠心病、心力衰竭（心衰）等患者，若血尿酸水平超过 480μmol/L，应开始药物降尿酸治疗，可有效降低相关心血管事件发生率。黄嘌呤氧化酶抑制剂在降低血尿酸之外，还可以改善内皮功能、减少氧化应激、调节心肌能量代谢，从而进一步降低心血管事件的发生率。NSAIDs 类药物可导致水钠潴留及肾功能损伤，增加心衰恶化与心衰住院风险，因而在急、慢性心衰患者中应尽量避免使用该类药物。

高尿酸血症及痛风与多种神经系统疾病相关。高尿酸血症促进缺血性卒中的发生及不良预后，而在神经退行性疾病如阿尔茨海默病和帕金森病等疾病中，观察到血尿酸升高具有保护作用。尿酸与神经系统疾病间的联系目前仍有待进一步研究。

（张曦　整理）

24. 痛风对心血管系统的影响

近年来，越来越多的关于高尿酸血症的前瞻性和干预性临床研究发现高尿酸血症是心血管疾病及心血管危险因素（高血压、高脂血症、2 型糖尿病、肥胖、胰岛素抵抗及代谢综合征）的重要且独立危险因素，高尿酸血症伴痛风性关节炎的患者较不伴痛风性关节炎的患者有更高的代谢综合征的患病风险。伴尿酸盐沉积的高尿酸血症已确认为缺血性心脏病、中风、外周动脉病和肾功能衰竭的危险因素，且为心衰患者生存预后的预测因子，即使其他的风险因素（如心血管危险因素、心衰）已纠正，该风险仍然存在。血清尿酸水平是急性或亚急性大血管病事件的预测因素，高水平的血清尿酸盐浓度与晚期死亡率、心源性死亡相关。

患有慢性高尿酸血症、尿酸盐沉积明显的患者患冠状动脉疾病的风险增加。

尿酸水平和高血压发展程度的研究已逐步清楚，轻型高尿酸血症动物模型血压的升高归因于尿酸介导的肾脏血管收缩，这是由于存在于内皮细胞的活化肾素－血管紧张素系统（RAS）的一氧化氮减少，经降尿酸治疗后，血压随着尿酸水平下降。血脂与尿酸水平的关联机制可能是因为游离的脂肪酸代谢诱导的代谢综合征及某些遗传或获得性遗传方面的缺陷，可能降低了尿酸的排泄，间接升高血尿酸，导致高尿酸血症常伴高血脂。2型糖尿病（T2DM）患者过高的胰岛素水平可以促进肾近曲小管的钠－氢交换，尿酸重吸收增加，使血尿酸升高，而高血尿酸水平可损伤胰岛β细胞而诱发糖尿病。高尿酸血症还与T2DM患者的代谢异常聚集状态密切相关，与胰岛素抵抗及糖代谢关系密切。

综上所述，痛风已不仅仅限于对关节、肾的侵袭，而是要同时关注到其对心血管疾病的影响。但是，目前通过降尿酸治疗以降低患者尿酸相关的心血管临床事件和并发症以明显改善患者生活质量的关节外的好处并未得到证实。高尿酸血症与心血管疾病之间的联系是否存在因果关系，血清尿酸是心血管疾病的直接致病因素，还是只是对心血管疾病危险因素（如高血压、动脉粥样硬化、代谢综合征）的影响而间接起作用，以及降尿酸治疗的心血管疾病干预的意义都需要作进一步的验证。

（张绍刚　整理）

25. 最新研究发现痛风是部分肿瘤的危险因素

（1）高尿酸血症患者肿瘤发病率增高

早在 1851 年，柳叶刀杂志首次报道 1 例痛风与恶性肿瘤病患伴大量痛风石沉积的病例，1994 年日本的一项前瞻性研究发现高水平尿酸会增加前列腺癌的发病率。至此，高尿酸血症及痛风患者的高肿瘤发生风险受到关注。瑞典的一项在男性代谢综合征人群中的研究显示前列腺癌发生率的增加与高尿酸血症及胰岛素水平升高有关，血尿酸及胰岛素水平与预测前列腺癌风险的标志物水平平行，血尿酸高于 358μmol/L 是前列腺癌的一个独立而显著的预测因素。在我国台湾地区的一项研究表明，与非痛风患者相比，痛风患者的泌尿系统癌症累及风险比显著增加，校正后痛风患者全部癌症、前列腺癌、膀胱癌和肾癌的标准化发病率分别为 2.26（95%CI 2.06 ～ 2.49）、3.31（95%CI 2.55 ～ 4.31）、3.14（95%CI 2.12 ～ 4.64）和 2.18（95%CI 1.34 ～ 3.56）。最新的一项 meta 分析显示痛风是泌尿系统肿瘤、消化系统肿瘤及肺癌的独立风险因素，而与乳腺癌、脑部肿瘤的发生无关。总的来说，多项流行病学研究数据显示高尿酸血症与泌尿系统、消化系统和肺部肿瘤相关，痛风患者肿瘤发病率高于一般人群。

（2）尿酸水平异常能预测癌症死亡风险

1984 年，Petersson 等人就发现血尿酸升高与恶性肿瘤致死率有重大相关性，2007 年 Alexander 等人研究显示高尿酸血症患者患癌症后的死亡率是一般癌症患者死亡率的 1.4 倍。随后，两项欧洲大样本的研究表明，与正常血尿酸水平相比，基线高尿酸血症（男性 > 402μmol/L，女性 > 325μmol/L）是癌症死亡的独立危险因素；而在终末期癌症患者中，从确诊癌症起每周测量血尿酸水平，发现高尿酸水平（> 432μmol/L）是生存时间缩短的独立和显著的预测因子。在一项随访 18.5 年的前瞻性研究中，发现基线尿酸水平在高和非常低的情况下均影响癌症死亡风险。与之相符的是，Strasak 等在低尿酸人群中也观察到癌症增加，提示尿酸对人类的保护性效应在正常水平时是最佳的。另一项新的研究表明，血尿酸水平低于 279.6μmol/L 时软组织肉瘤的癌症相关死亡率较高，在单变量分析和多元分析中均发现尿酸水平升高是肿瘤特异性生存提高的显著因素（$HR=0.42$，95%CI 0.23 ～ 0.75）。

（3）尿酸参与肿瘤发生、发展和预后的机制

尿酸通过单钠尿酸盐结晶或可溶性因子等方式发挥促炎作用，同时血尿酸与脂联素、C 反应蛋白和瘦素在慢性炎症环境中的共同作用起到增加肿瘤发生、增大和转移的作用。痛风与炎症机制中的多种细胞因子基因（如 TNF-α、IL-6、TNF-β1、IL-8 和 IL-12 基因等）密切相关，而这些炎症因子在多种肿瘤中高度表达，并与肿瘤的病理特征及患者预后相关。全基因组关联研究显示 ABCG2 与高尿酸血症和痛风密切相关。对 ABCG2 相关单核苷酸多态性（SNP）rs2231142 产生的 C421A 多态性的前瞻性研究表明，非乳头状肾细胞癌的发生风险显著增加，弥漫性大 B 细胞淋巴瘤的预后不良风险增加。这些数据表明细胞内的尿酸增加引

起的炎症应激可能促进肿瘤向高度侵袭性癌转化，而升高的细胞外尿酸可进一步刺激肿瘤细胞的增殖、转移和存活，从而导致高度侵略性癌症的发生。另一方面，肿瘤细胞黄嘌呤氧化还原酶降低或缺乏在人乳腺癌、胃癌、结直肠癌、卵巢癌、非小细胞肺癌及大鼠肝细胞癌中均有发现。有研究者提出抑制黄嘌呤氧化还原酶的活性有可能增加肿瘤的发生，然而在现有的临床研究数据中仍存在争议。我国台湾地区的一项研究发现痛风患者中别嘌醇的使用会增加膀胱癌的发生，而在另两项回顾性研究中显示别嘌醇和秋水仙碱的长期使用可以减少痛风患者中肿瘤的发生。将来，仍需要对高尿酸血症增加癌症发生风险的机制、降尿酸治疗对癌症发生发展的作用机制进行进一步研究。

（涂柳丹　整理）

观点精析：痛风并发症不容忽视！

痛风除了对关节造成损伤外，尿酸盐也可沉积在泌尿系统，激活局部肾素－血管紧张素－醛固酮系统，损伤内皮细胞，进而引起肾小球高压力、慢性炎症反应、间质纤维化等病理改变，导致慢性尿酸盐肾病等。此外，常有体内代谢异常，易并发肥胖症、高血压、高脂血症、2型糖尿病及代谢综合征，导致冠心病、心衰、深静脉血栓、肺栓塞、卒中等多种心血管疾病发生。HUA促进了缺血性卒中的发生并与预后不良相关。当然，生理浓度的血尿酸水平对神经系统有一定的保护作用。

　　痛风性肾损害是最难以治疗的致死原因之一，平均较健康人群寿命短 15 ～ 20 年。因此，避免摄入高嘌呤饮食，限制烟酒，避免使用升高尿酸药物，适当碱化尿液，积极治疗尿酸升高相关疾病危险因素，合理降尿酸治疗，必要时碎石取石等外科治疗，都必须遵照治疗规范才能预防和治愈。

高尿酸血症及痛风治疗指南简析

26. 痛风治疗前，系统评估必不可少

（1）病情评估

痛风性关节炎一旦确诊，先要对患者目前病情进行评估。首先行血常规、肝肾功能、炎症指标、电解质、血脂、血糖等相关检查，初步明确患者尿酸水平、有无电解质紊乱，尤其是低钾血症，有助于初步判断可能存在的肾小管酸中毒，评估肝肾功能，初步评估药物耐受性；行关节局部超声或双能 CT、X 线检查，明确目前关节局部有无滑膜炎、肌腱炎、关节侵蚀等损害及尿酸沉积情况，指导临床药物治疗；行 24 小时尿尿酸检测，初步评估患者血尿酸增高为排出减少或生成过多，以明确应用促排药物或抑制尿酸生成药物；行泌尿系超声检查，明确有无泌尿系结石，评估尿酸排泄减少型痛风能否应用苯溴马隆；行尿常规检查，明确患者尿液酸碱情况，明确是否应用碱化尿液药物，以及

指导药物选择。

（2）并发症及合并症评估

众所周知，痛风的生化基础是高尿酸血症。血尿酸升高除可引起痛风之外，还与肾脏、内分泌代谢、心脑血管等系统疾病的发生和发展有关。因此，在治疗痛风之前，应首先评估肾脏情况，急、慢性尿酸（盐）肾病患者须避免使用损害肾脏药物，监测肾功能并指导药物选择，中重度肾功能不全者痛风急性期治疗首选糖皮质激素；肾石症患者须碱化尿液，必要时给予溶石或手术治疗。评估有无合并症存在，合并高血糖、血脂紊乱、高血压者须同时积极降糖、调脂、降压治疗，尽量选择有利于尿酸排泄的药物；心肌梗死、心功能不全者痛风急性发作期避免使用环氧化酶 2（COX-2）抑制剂。

（3）药物应用耐受性评估

痛风性关节炎急性发作期主要以非甾体抗炎药、糖皮质激素及秋水仙碱应用为主，因此在应用药物之前，首先明确患者胃肠道耐受性、心血管耐受性。要明确患者有无胃溃疡病史及现存情况，必要时行胃镜明确目前情况；明确有无冠心病病史，行心电图、心脏超声、心肌酶四项，初步明确目前心血管情况。如患者需应用别嘌醇片，需查 HLA-B5801，如为阳性，建议应用非布司他等药物替代。如患者关节症状较重，需应用糖皮质激素，需明确患者血糖、血压、血脂等情况，应用过程中注意监测。个别患者病情较重，考虑应用生物制剂，需行乙肝五项及结核菌素监测。

痛风患者最常见的表现为痛风性关节炎，但长期高尿酸血症可引起和（或）加重其他多器官损伤，并发肾脏病变（急性尿酸性肾病、慢性尿酸盐肾病、肾石症），高血糖，血脂紊乱，高血压，冠心病，心功能不全及卒中等。因此，痛风一经确诊，必须进行系统检查评估，评估目前对机体造成的损伤程度，应积极筛查并发症或合并症，及时制定多学科联合治疗方案。

（魏艳林　整理）

27. 急性期痛风性关节炎发作，越早治疗越好

如前文所述，急性痛风性关节炎是由于尿酸盐结晶沉积引起的一种炎症反应。其初始阶段有赖于已经存在的局部介质及细胞。滑膜巨噬细胞吞噬尿酸盐结晶后可引起重要的细胞因子（IL-1β、TNF、IL-6 和 IL-8 等）的合成和释放，并引起具有组织损害性的基质金属蛋白酶和毒性氧自由基的释放。尿酸盐晶体也可促使滑膜成纤维细胞产生炎症介质和金属蛋白酶。肥大细胞通过分泌组织胺和 IL-1 在诱导急性痛风发作中也起了关键性的作用。尿酸盐结晶的吞噬也促使内皮细胞激活，内皮细胞激活进一步加重了炎症反应和中性粒细胞迁移。这些早期反应促进了单核细胞 / 巨噬细胞和多形核白细胞的涌入。中性粒细胞受尿酸盐晶体刺激可产生大量的炎症介质及强有力的中性粒细胞趋化因子，如 IL-1β、IL-8、白三烯 B4、S100A8/A9、前列腺素 E2 和结晶

诱导的趋化因子。其中 IL-8 和白三烯 B4 是强效趋化因子，它们在扩大趋化因子梯度和促进中性粒细胞化学涌入方面发挥极为重要的作用。其次，受尿酸盐晶体刺激的中性粒细胞可释放一系列直接损害局部组织的物质，包括氧自由基和金属蛋白酶，导致组织损伤和加速炎症发展。所以，痛风一旦开始发作，其病情通常呈非常快速的、几乎是暴发性的发展。如果能在急性痛风性关节炎发作的初始阶段及时使用药物阻断这些呈级联式发展的炎症反应，则可迅速缓解临床症状，同时又可减少药物使用的时间和剂量，减少药物不良反应。

治疗急性痛风性关节炎的药物包括秋水仙碱、NSAIDs 及糖皮质激素。其中，秋水仙碱的作用机制是通过其与微管蛋白结合，阻止微管蛋白构成微管，从而阻断炎症激活和基于微管的炎症细胞如中性粒细胞的趋化，阻断白细胞三烯和细胞因子的产生和吞噬作用，阻止炎症因子释放，因此，其独特的作用机制可迅速中断痛风发作时暴发的炎症反应。研究表明在痛风发作 12 小时内服用时，1.8mg 秋水仙碱（1.2mg 秋水仙碱，1 小时后再服用 0.6mg，美国以外其他国家为 0.5mg 规格）的疗效与传统大剂量秋水仙碱的疗效一样，如超过 36 小时后服用则疗效显著降低，可能是因为此时炎症因子已完全释放。所以，欧洲风湿病防治联合会（European League Against Rheumatism，EULAR）和美国风湿病学会（American College of Rheumatology，ACR）已经分别限制秋水仙碱在痛风发作的 12 和 24 小时内服用。EULAR

建议教育患者"自动医疗"，即当患者一开始发病，马上服用上述药物，可迅速缓解症状。《中国高尿酸血症相关疾病诊疗多学科专家共识》建议在痛风急性发作期需尽早给予药物控制急性发作，越早治疗效果越佳。需注意的是，在急性痛风发作期间，降尿酸治疗绝对不是治疗的目标，否则会加重症状或延长症状持续时间。

（何伟珍　整理）

28. NSAIDs、秋水仙碱、糖皮质激素是痛风急性发作期指南推荐用药

（1）痛风急性发作期，推荐首选 NSAIDs 缓解症状

痛风急性发作时，首先考虑缓解患者的临床症状。NSAIDs 作为首选用药，这是基于获得良效、NSAIDs 不良反应相对较少所做出的决定。症状发作后 48 小时内使用 NSAIDs 的效果最好。症状显著减轻后可减低剂量，但为了达到最佳抗炎效果，给药频率应再维持数日不变。选择性环氧化酶 2（COX-2）抑制剂能更有针对性地抑制 COX-2，减少胃肠道损伤等不良反应，可用于有消化道高危因素的患者。临床体征完全缓解后 1 日或 2 日便可停用 NSAIDs。通常情况下，NSAIDs 治疗痛风急性发作的总疗程为 5 ～ 7 日。疗程在症状发作最初 24 小时内便开始治疗的患者中可能更短，而在症状出现数日后才开始治疗的患者中可能更长。

NSAIDs 的主要禁忌证包括肌酐清除率（creatinine clearance，CrCl）低于 60ml／（min·1.73m²）的慢性肾脏病（chronic kidney disease，CKD）、活动性十二指肠溃疡或胃溃疡。研究表明，无论是选择性 COX-2 抑制剂（昔布类）还是非选择性 NSAIDs，都会增加心肌梗死、脑卒中和心力衰竭的风险，故在患者有明确心血管疾病或有多项冠状动脉粥样硬化性疾病的危险因素时应谨慎。尚不清楚短期使用 NSAIDs 治疗急性痛风是否会增加上述风险。

（2）痛风急性发作期，短期单用糖皮质激素，其疗效和安全性与 NSAIDs 类似

糖皮质激素具有迅速起效的高效抗炎作用，并且有多种给药途径。

①口服糖皮质激素：对大多数急性痛风发作的患者建议使用口服糖皮质激素治疗（如泼尼松或者泼尼松龙），特别是对于有多关节受累而不宜行关节内注射糖皮质激素的患者，或者在不容易找到具备关节穿刺和注射专业技能的医师时。用法：泼尼松（或等效的糖皮质激素）30 ～ 40mg，1 日 1 次或分 2 次使用，至发作开始缓解后逐渐减量，通常用 7 ～ 10 日减停。

由于反跳性发作在停用糖皮质激素后相对常见，尤其是在之前有过多次发作的患者、发作间期进行性缩短的患者和没有接受抗炎药预防发作的患者，对于这些患者，建议更缓慢地减量，将整个减停过程延长到 10 ～ 14 日甚至 21 日。

②关节内注射糖皮质激素：对于不能口服药物或只有 1～2 个关节有活动性炎症的患者，在排除感染后，建议行关节穿刺抽取关节液送检，然后在关节内注射糖皮质激素。能否采用这种方法取决于是否容易找到具备该操作专业技术的医师和关节情况是否便于穿刺。

方法上使用曲安奈德或等效剂量的醋酸甲泼尼龙。曲安奈德的用法为大关节（如膝关节）40mg，中关节（如腕关节、踝关节、肘关节）30mg，小关节 10mg。

对于之前没有确诊痛风，或是临床病史及体格检查提示可能是关节感染或可能合并关节感染的患者，则不应在关节内注射糖皮质激素。需要注意的是，化脓性关节炎和急性痛风可以同时存在，因此即使过去诊断为痛风，如果目前的临床特征不明，即便痛风的诊断非常明确，在使用关节腔内注射糖皮质激素治疗时也应谨慎。

③胃肠外糖皮质激素：对于不能口服给药并且不适合关节内糖皮质激素注射治疗的患者，一般建议进行静脉或肌内注射糖皮质激素治疗。糖皮质激素及给药途径的选择取决于临床具体情况：对于多关节受累、已建议或很容易建立静脉通道并且无糖皮质激素使用禁忌证的住院患者，可静脉给予胃肠外糖皮质激素。剂量及给药频率取决于所选择的药物种类。典型的给药方案为甲泼尼龙静脉给药，1 次 20mg、1 日 2 次，剂量在症状开始改善后逐渐每次减半，并维持至少 1 次 4mg、1 日 2 次（或口服等效剂量）

的剂量 5 日。

目前，数项随机试验比较了口服糖皮质激素（1 项为肌内注射）与 NSAID 治疗急性痛风发作的情况，结果显示糖皮质激素至少与 NSAID 的疗效相当，且严重不良结局可能还更少。对于不适合接受口服抗炎药物治疗的患者，或可能获益于关节内注射糖皮质激素的患者，糖皮质激素治疗也能提供适合的给药途径。基于这个原因，再加上糖皮质激素方便易得且费用便宜，大多数编写指南的专家组越来越支持将糖皮质激素作为痛风发作的一线治疗药物，但不是所有专家组都同意这一点。

（3）痛风急性发作期，低剂量秋水仙碱的使用

对糖皮质激素和 NSAID 不耐受，或是有这两种药物的绝对禁忌证（或者通常是相对禁忌证）时，优先选择低剂量口服秋水仙碱来治疗急性痛风发作。

根据经验，如果患者一觉察到痛风发作的首个征象就马上口服低剂量秋水仙碱，往往能终止刚刚开始的发作。因此，对于之前发作时使用秋水仙碱治疗成功的患者，可以使用秋水仙碱作为糖皮质激素或 NSAIDs 的替代药物来治疗痛风发作。而对于开始使用 NSAIDs 治疗急性痛风发作但因不良事件而需更换抗炎药或疼痛无缓解的患者，只在距离发作开始还未超过 36 小时的情况下考虑使用秋水仙碱而不是口服糖皮质激素作为二线治疗。如果急性发作已持续超过 36 小时，一般不以秋水仙碱作为一线治疗，因为这时该治疗带来改善的可能性降低。有几种低剂量秋水

仙碱方案可以有效治疗急性痛风发作。例如，美国食品药品监督管理局（food and drugadministration，FDA）批准了一个急性痛风发作的最初 24 小时秋水仙碱治疗方案，其推荐采用 1.2mg 口服秋水仙碱的初始剂量，1 小时后再使用 0.6mg，第 1 日的治疗总剂量为 1.8mg。根据经验，另一种低剂量秋水仙碱治疗方案同样有效，即在治疗急性发作的第 1 日使用 3 次，1 次 0.6mg（美国以外的其他国家为 0.5mg 规格），如果单独使用这两种首日方案之一，约 60％的患者在 24 小时内疼痛缓解程度无法达到 50％，但大多数患者使用同样的剂量治疗数日会有进一步缓解。患者在发作期间应持续治疗，通常在症状明显缓解后减低剂量（如根据耐受情况，1 次 0.6mg，1 日 1 次或 1 日 2 次）。发作完全缓解后 2 ～ 3 日可完全停药。对于已使用秋水仙碱进行预防性治疗的患者，在经过急性发作首日使用更大剂量秋水仙碱治疗后，应恢复为无症状间期预防发作的剂量。需要注意的是，使用这些秋水仙碱剂量及给药方案的禁忌证包括患者有严重肝／肾功能损害（CrCl ＜ 30ml/（min·1.73m^2），且在之前 14 日内使用了秋水仙碱 [如预防用药患者有肝／肾功能损害，而且同时使用了可以高度抑制细胞色素 P450 系统成分 CYP3A4 或抑制细胞膜 P 糖蛋白多药耐药转运蛋白（P-gp）的药物]。若患者肝肾功能正常，且无其他药物可替代秋水仙碱，或许可以同时使用中度至高度抑制 Pgp 和（或）CYP3A4 的药物，但这往往需要明显减少剂量和限制秋水仙碱的给药频率。对于 CrCl ＜ 45ml/（min·1.73m^2）

的患者和有活动性肝病的患者在使用秋水仙碱时需减量。

NSAIDs、秋水仙碱和糖皮质激素是治疗痛风急性发作的"三剑客"。尤其在痛风急性发作期，病情严重时存在联合用药的问题，主要为在服用低剂量秋水仙碱时合用 NSAIDs。2012 年美国 ACR 指南也推荐重度、多关节受累或 1～2 个大关节受累的病例进行联合治疗。推荐的联合方案有 NSAIDs 和秋水仙碱，口服糖皮质激素和秋水仙碱，关节内注射糖皮质激素可以和 NSAIDs、秋水仙碱、口服糖皮质激素中的任一种药物相联合。但因为胃肠道反应是"三剑客"的共同短板，因此在应用时应谨慎选择。

（李丽 整理）

29. 急性期痛风性关节炎发作备选治疗方案：IL-1 受体拮抗剂和关节腔抽液并注射激素

尿酸钠晶体被人体内免疫执行细胞所带有的识别受体识别，启动固有免疫，经胞内一系列的信号转导，最终激活 IL-1 的释放，诱导炎症作用。IL-1 受体拮抗剂是针对急性痛风的新型高效抗炎药物。对非甾体类抗炎药（NSAIDs）、秋水仙碱或糖皮质激素治疗无效的难治性痛风或者有 NSAID 和秋水仙碱使用禁忌的患者，可以考虑使用 IL-1 阻断剂，包括阿那白滞素（anakinra）、利纳西普（rilonacept）和康纳单抗（canakinumab）。阿那白滞素为重组、非糖基化的人 IL-1 受体拮抗剂，是首批应用于抗痛风研究的重组人 IL-1 受体拮抗剂。研究表明阿那白滞素（皮下注射 100mg、连用 3d）对经传统药物治疗失败或不能耐受传统药物治疗的急性痛风性关节炎患者起效迅速，能够有效缓解疼痛症状。且阿那白滞素对多次痛风发作的患者重复使用依然有效。此外，2010 年有研究报道阿那白滞素对肾功能不全且对糖皮质激素治疗反应不佳者可以得到完全缓解或部分改善。尽管至今尚无大样本多中心随机对照研究揭示阿那白滞素在痛风急性发作中的有效性与安全性，但就目前已发表的研究结果来看，阿那白滞素能够有效缓解痛风急性期的炎症反应，短期应用耐受性良好，当传统治疗方案无效或禁忌时，阿那白滞素疗值得肯定，且发生严重的与药物直接相关的不良反应较少，但感染等并发症将成为其长期用药的限制因素。

利纳西普是由人源化 IL-1 Ⅰ型受体和 IL-1 受体辅助蛋白的细胞外结构域与 IgG1 的 FC 段融合而成的蛋白，通过与 IL-lβ、IL-α 结合，阻断其生物活性。近些年临床研究表明利纳西普能够有效降低急性痛风的发生率，其半衰期长（约 8.6 天），方便患者每周进行皮下注射，避免治疗中断后的暴露延长。在美国进行的一项Ⅲ期临床试验证实，利纳西普治疗的耐受性良好，但与单用吲哚美辛相比，利纳西普联合吲哚美辛或单用利纳西普治疗对痛风急性发作 72h 内的疼痛缓解效果相当，均不能显著缓解疼痛症状。且虽无报道利纳西普的严重不良反应，但其引起头晕、头痛、感染等不良反应仍应重视。因此，利纳西普是否作为痛风急性发作时的一线药物仍需进一步探讨。

康纳单抗是全人源 IL-1β 单克隆抗体，为 IL-1β 阻滞剂，能显著降低痛风的急性发作率，对预防痛风的急性发作有更持久的作用。在 II 期临床研究中，通过对非甾体抗炎药（NSAIDs）和秋水仙碱无效或禁忌的急性痛风患者应用康纳单抗发现，康纳单抗 150mg/d 治疗可快速改善急性痛风性关节炎患者的疼痛，缓解关节肿胀，抗炎止痛疗效较好，而且能够有效预防痛风发作。与此同时，关于康奈单抗治疗 1 型和 2 型糖尿病的研究也成为学界热点，很可能为合并代谢综合征的痛风患者提供一个崭新的治疗方向。康纳单抗已被欧盟药监局批准用于对秋水仙碱、糖皮质激素、NSAIDs 不能耐受或无效的、且反复发作的难治性痛风性关节炎的治疗。ACR 指南推荐的康纳单抗剂量为皮下注射 150mg/d，常见的不良反应为感染、WBC 减少、PLT 减少。

尽管现有的研究显示抗 IL-1 类生物制剂对痛风急性发作及降尿酸治疗中预防急性发作的有效性与安全性，适用于对传统抗痛风药不能耐受或者有禁忌证的患者，但相关生物制剂长期使用的安全性、患者停药的时机，以及不同生物制剂之间的对比研究，尚缺乏足够的数据支持。且此类药物价格昂贵，在临床上的使用受到限制。

除了 IL-1 受体拮抗剂外，对于有单关节或少关节的急性发作，可行关节腔抽液和注射长效糖皮质激素治疗，局部给药药物浓度高，抗炎作用强而持久，能快速缓解急性炎症，且不良反应小。在关节腔内或局部注射激素以长效激素为主，常用的有复方倍他米松和曲安奈德。在进行注射前必须保证关节没有感染情况。但是糖皮质激素属于激素类药物不能长时间使用。

（赵丽珂　整理）

30. 如何预防痛风性关节炎复发，降尿酸起始阶段是关键环节

2016 年 EULAR 指南推荐，降尿酸治疗应使尿酸水平长期维持低于 360μmol/L（6mg/dl），痛风石患者应低于 300μmol/L（5mg/dl）。痛风降尿酸治疗过程中应遵循小剂量起始并逐渐加量的原则，尽量避免血尿酸下降过快而诱发痛风发作。但在降尿酸治疗起始阶段，由于晶体的快速溶解必然会引起血尿酸波动，可能会诱发或加重痛风性关节炎，故痛风患者初始降尿酸治疗时应使用药物预防痛风发作。

2012 年 ACR 发布的痛风治疗指南提出，首选的预防复发的药物是秋水仙碱，剂量为每次 0.5 或 0.6 mg，每日 1～2 次，如有中重度肾功能损害或药物相互作用，剂量需进一步降低。小剂量 NSAIDs（萘普生 250mg bid）联合质子泵抑制剂或其他消化性溃疡抑制药也可作为一线选择。对秋水仙碱和 NSAIDs 不能耐受、有禁忌证或无效的患者，指南建议用小剂量泼尼松或泼尼松龙（10mg/d）预防痛风复发，同时注意监测和预防骨质疏松等不良反应。对于疗程，指南建议为：（1）有痛风活动者至少 6 个月；（2）没有痛风石的患者，持续用药至达到尿酸目标值后 3 个月；

（3）以前有痛风石的患者，在痛风石消失并达到尿酸目标值后继续治疗 6 个月。

2016 年 EULAR 更新了痛风治疗共识，也建议在起始降尿酸治疗后的 6 个月进行预防。推荐的预防方案是秋水仙碱 0.5 ～ 1.0mg/d。对于肾功能不全或正在接受他汀类药物治疗的患者，需警惕秋水仙碱的潜在神经毒性和（或）肌肉毒性。此外提出使用细胞色素 P4503A4 酶或磷酸化糖蛋白抑制剂（如环孢素 A、克拉霉素、维拉帕米、酮康唑等）的患者不能使用秋水仙碱。对秋水仙碱不耐受或存在禁忌证者，从低剂量开始应用 NSAIDs 作为替代治疗，使用时关注胃肠道（必要时加用质子泵抑制剂）、心血管、肾脏等不良反应。对于有冠心病等慢性心血管疾病者，应权衡利弊，慎重选用 NSAIDs。

《2016 中国痛风诊疗指南》也与国际指南建议保持一致，提出预防性使用秋水仙碱至少 3 ～ 6 个月可减少痛风的急性发作，小剂量秋水仙碱安全性高，耐受性好。

2017 年英国风湿病学会（BSR）提出的痛风管理指南指出，所有降尿酸治疗过程中，都应考虑在治疗开始或剂量上调时使用秋水仙碱 0.5mg，每日 2 次或隔日 1 次来预防痛风急性发作，并且持续使用 6 个月。无法耐受秋水仙碱的患者可以考虑使用低剂量 NSAIDs 或 COX-2 抑制剂作为替代治疗，并同时使用护胃药。

除了上述指南的推荐，近年来也有预防治疗的相关临床试验报道。Yamanaka 等的研究显示与单独固定剂量非布司他组 (40mg/d)

相比，逐步增加剂量非布司他组（10～40mg/d）和固定剂量非布司他（40mg/d）联合低剂量秋水仙碱（0.5mg/d）组能有效地预防痛风发作。在降尿酸治疗起始时期，逐步增加非布司他剂量的治疗方案可能可以有效替代低剂量秋水仙碱，以减少痛风复发。Slot 报道按照 EULAR/ACR 指南的治疗方案，经过确诊、患者教育、达标化降尿酸治疗以及预防复发治疗 [0.5mg bid 或 eGFR ＜ 30ml/（min·1.73m^2）时 0.5mg qd] 可以使 85% 的患者获得成功的治疗结果。

　　在药物治疗之外，国内外指南也强调了对于患者的教育，需告知其降尿酸治疗的必要性，以及在降尿酸治疗开始的前期可能会导致痛风复发，但仍需坚持用药，以最终达到血清尿酸水平的目标值。临床医师在具体的医疗实践中，应根据患者的实际情况及血清尿酸水平检测值进行治疗方案的调整，实现个体化治疗。

　　对于痛风患者的管理，降尿酸治疗是至关重要的，且在降尿酸治疗中应采用小剂量起始并逐渐加量的治疗原则，并应用秋水仙碱或小剂量 NSAIDs 联合护胃药作为预防痛风复发的治疗，需根据血清尿酸的检测水平以及患者的个体情况进行用药方案的调整。在治疗的同时，医生还应对患者进行适当的宣教以增加依从性，这样才能真正有效地控制痛风发作，实现达标治疗，使患者远离病痛。

（毕璇　潘云峰　整理）

31. 达标治疗是痛风降尿酸治疗的核心内容

2016 年欧洲风湿病学会首次在痛风领域内推出了达标治疗 (treat-to-target，T2T) 的理念和初步的缓解标准，并对痛风治疗的共识和建议进行了更新。T2T 的理念在很多慢性病（如糖尿病、高血压病）治疗领域已经广泛被接受。在风湿病领域第一个成功应用 T2T 治疗策略的疾病是类风湿关节炎，随后银屑病关节炎和系统性红斑狼疮中也陆续提出各自的缓解标准和 T2T 策略。2016 年 9 月全球第一个痛风 T2T 推荐问世，开启了痛风治疗领域目标治疗的新纪元。在这一推荐中，首先由风湿病、心血管病、神经病学专家以及全科医师和痛风患者组成的执行委员会经投票提出了 4 条痛风的治疗目标和 3 条结局评价指标（表 4），研究者们就痛风治疗的首要原则和建议达成了如下共识（表 5）。

表 4 痛风治疗目标和结局评价指标认可度（%）

治疗目标	认可度
血清尿酸水平	90
痛风石（沉积负荷）的量减少和（或）消失	90
疼痛减轻	90
预防和（或）阻止复发	100
结局评价指标	
临床：疼痛程度、受累关节计数、年发作次数	100
实验室：血清尿酸值、CRP、ESR、血肌酐值	90
患者报告的结局：生活质量、SF-36 评分、工作状态、产出、旷工、缺勤 / 出勤比	80

注：CRP：C 反应蛋白；ESR：红细胞沉降率；SF-36 评分：生活质量评价量表。

  自 2006 年欧洲抗风湿病联盟首次提出痛风治疗指南之后，新型治疗痛风的药物以及治疗相关证据不断出现，2016 年 EULAR 小组提出了新的痛风治疗共识和建议。该共识和建议中强调了降尿酸治疗的重要性，提出医师需要与每位首次确诊痛风的患者讨论并开始降尿酸治疗。对于反复发作、痛风石、尿酸性关节病和（或）肾结石的痛风患者均应该降尿酸治疗。建议年轻（＜ 40 岁）或血尿酸水平＞ 480μmol/L，和（或）伴有其他疾病（肾功能受损、高血压、缺血性心脏病、心力衰竭）的痛风患者首次确诊时应起始降尿酸治疗。所有降尿酸药物应从小剂量起始，之后逐渐加量，直至达到血清尿酸目标水平。应该终生维持血清尿酸水平＜ 360μmol/L。肾功能正常的痛风患者，一线降尿酸药物推荐为别嘌醇，从小剂量起始 100mg/d，每 2 ～ 4 周加量 100mg，以达到目标水平。如果使用别嘌醇无法达到血清尿酸目标值，应该更换为非布司他或促进尿酸排泄药物，或者联合使用。建议接受降尿酸治疗的患者应监测血清尿酸值，并应持续低于 360μmol/L；对于严重的痛风患者（有痛风石、慢性关节病、经常发作），血清尿酸水平应低于 300μmol/L，有助于加速晶体溶解；长期治疗的过程中，不建议血清尿酸低于 180μmol/L。

表5　痛风达标治疗的推荐

原则建议	具体内容
首要原则	A. 痛风是一种可导致生活质量下降和预期寿命缩短的严重慢性疾病，但可以有效治疗

续表

原则建议	具体内容
建议	B. 为减少尿酸结晶沉积、改善患者预后，必须降低血清尿酸水平并维持在既定目标值以下
	C. 成功的治疗有赖于对患者进行全方位的教育，应该将教育纳入治疗决策制定的过程中
	D. 为达到最佳的目标和结果，必须长期坚持降尿酸治疗
	1. 规律监测血尿酸值，根据治疗目标调整降尿酸治疗方案
	2. 所有痛风患者的血尿酸值必须低于 360μmol/L
	3. 严重的痛风患者（如伴痛风石或反复发作），血尿酸的目标值应低于 300μmol/L，直至临床缓解
	4. 急性发作时应立即抗炎治疗，但同时需要考虑安全性
	5. 开始降尿酸治疗后应启动预防复发的措施并维持至少 6 个月
	6. 所有患者在痛风诊断明确时就应评价肾功能并规律监测
	7. 痛风的合并症会影响治疗和结局，也应规律评价和处理
	8. 通过患者教育改善其危险因素并给予支持
	9. 患者可通过相应的医疗资源获取有关痛风疾病和治疗方面的信息

2016 年 5 月首次提出了痛风的初步缓解标准：血清尿酸值过去 12 个月内至少 2 次低于 360μmol/L；无痛风石；过去 12 个月内无复发；痛风所致的疼痛值在过去 12 个月内至少 2 次＜2，且从未＞2；患者总体评价疾病活动度评分在过去 12 个月内至少 2 次＜2，且从未＞2。该标准不仅包含客观的血清尿酸值，也纳入了患者的主观评价。满足以上全部标准时可判定患者为缓解。

　　达标治疗是痛风治疗的核心，痛风的有效达标治疗是持续稳定保持血尿酸水平低于尿酸在血液中的饱和度，从而促进尿酸盐结晶的溶解并阻止新结晶形成。对难治性痛风患者，更加强调"尿酸持续达标"的重要性。难治性痛风是急性痛风性关节炎反复发作数年后，出现慢性多发性、破坏性关节炎伴痛风石形成和（或）尿酸性肾结石，常规量降尿酸药难以使血尿酸达标的痛风。临床上难治性痛风患者越来越多见，临床医师易忽视尿酸持续达标治疗的重要性。"持续达标治疗"包含了"持续"和"达标"两层含义，其中，"持续"是指治疗过程的持续性，降尿酸过程可能需要数年、数十年不等；"达标"即控制血尿酸水平达到正常标准，对于一般痛风患者，血尿酸应控制在 360μmol/L（6mg/dl）以下，而对于难治性痛风患者，有些学者提出血尿酸甚至应控制在 240μmol/L（4mg/dl）以下。

　　过去高尿酸血症和痛风的治疗主要包括药物治疗和非药物治疗，目标是降低血尿酸水平、减少复发风险和阻止并发症的发生。但是，目前高尿酸血症和痛风的达标治疗率低，即使部分患者注意到生活方式的调节和控制，但没有坚持和监测，更没有结合医师的指导，导致不能维持稳定的达标状态，这其中的关键环节是没有实行持续、规范的监测管理，做到个体化的合理综合治疗策略的调节。为此，对高尿酸血症和痛风患者进行达标治疗的普及教育，逐步实现疾病的规范健康管理是提高临床尿酸达标治疗率的重要环节。

（谢旭晶　整理）

32. 无症状性高尿酸血症降尿酸治疗的今与昔

ACR/EULAR（2015）中定义无症状性高尿酸血症（Asymptomatic Hyperuricemia，AH）为血尿酸大于408μmol/L，且不符合痛风ACR/EULAR（2015）分类标准。除此之外尚有其他不同的定义方式。对于已有痛风发作的高尿酸血症（Hyperuricemia，HUA）的处理基本上已有共识，但对于AH的处理意见却大相径庭。现就风湿免疫权威教科书、国际诊治指南、最新研究和文献报道分别展开总结与阐述。

参考目前国际权威教科书《凯利风湿病学》（10版）、《哈里森内科学原理》（19版），《西氏内科学》（25版），均推荐不常规对AH进行降尿酸药物治疗，相关内容和依据包括：①对此类患者进行降尿酸治疗，并不能预防痛风发作或痛风所致肾损害的发生。②目前认为血尿酸水平与心血管疾病发病风险的相关性并不能明确，而相关研究的报道也存在不同程度的缺陷。③对于合并高血压、高血脂、糖尿病、肥胖的患者，应该积极治疗原发病和合并症。④对于无症状性高尿酸血症，更重要的是寻找病因和诱因，针对病因或诱因进行处理。⑤目前国内外推荐的血尿酸高于540μmol/L开始降尿酸的指南建议，并不是建立在充分可靠的数据基础上制定的。⑥在特殊情况下，遗传因素引起的进行性血尿酸升高，肿瘤化疗时（细胞毒药物）用于预防尿酸盐肾病时，可以考虑使用降尿酸药物。

　　除了上述教科书，几乎所有诊治指南也都认为 AH 不需要治疗，相关理由与上述基本一致：①没有理由治疗 AH，因为不管 HUA 水平如何，只有少数患者会出现痛风，出现肾结石的风险很低，肾功能不全不能单独归咎于 HUA；②目前没有足够的证据推荐治疗 AH 预防痛风性关节炎、肾脏疾病或心血管事件；③降尿酸治疗有明显的不良反应，因此不适用于治疗 AH 患者。

　　但也有学术会议强调治疗 AH 的意义。早在 2007 年英国风湿病学会指南把合并慢性肾脏疾病和使用利尿剂作为降尿酸治疗的适应证。日本痛风和核酸代谢协会（2011）提出："应该在HUA 的无症状阶段就给予降尿酸治疗，以防止痛风性关节炎、痛风石、肾功能障碍、尿路结石的发生，因为 HUA 可以构成这些并发症的基础。在 HUA 的血清尿酸水平不低于 540μmol/L（或在合并尿路结石、肾脏疾病、高血压等问题时不低于 480μmol/L 水平）时……应该考虑降尿酸药物治疗"。2012 年中国专家共识小组提出了类似的但更积极的建议，即 AH 合并心血管危险因素的，血清尿酸值 420 ～ 480μmol/L，或不合并心血管危险因素的，血清尿酸值 420 ～ 540μmol/L，先行生活方式改善 3 ～ 6 个月，无效开始药物治疗。

　　以上指南的制定大多依据以前的证据，但尿酸并非像以前认为的那样是一种惰性物质，它能降低内皮细胞一氧化氮（NO）水平，刺激氧化应激，激活肾素 - 血管紧张素系统导致高血压。此外，尿酸能刺激血管平滑肌细胞增殖和促进肾脏微血管疾病的发展。一旦形成慢性 HUA，肾脏的微血管和炎症变化将导致盐敏感性高血压持续存在，即使纠正尿酸亦难以复原。尿酸盐晶体在这方面的作用更强，即使无症状的尿酸沉积，用超声或钆增强磁共振成像也可捕捉到低度炎症的影像。除造成体内尿酸盐沉积外，HUA 亦是高血压以及代谢综合征、慢性肾脏病与心血管疾病的独立危险因素。

AH 是否对关节有害？AH 是急性痛风发作的风险因子这一点是显而易见的。AH 患者关节处常常有隐匿的尿酸盐结晶沉积。也有学者提出痛风、高尿酸血症、膝关节骨性关节炎之间可能存在临床相关性。2017 年有研究认为高尿酸血症与骨性关节炎的快速进展有关，血尿酸水平与膝关节间隙的狭窄程度呈正相关，并提出血尿酸为 408μmol/L 可以作为骨性关节炎进展的最佳预测界点。相关机制可能为尿酸盐结晶在关节软骨处的沉积造成。AH 是否对肾脏有损害？相关的流行病学调查数据非常多，大多数研究结论还是认为 HUA 与肾脏疾病的风险存在相关性。有研究认为，随着血尿酸水平的升高，男性肾结石风险比逐渐升高。而基础研究方面的动物模型证实，HUA 与刺激肾素－血管紧张素分泌、间质性炎症、诱导肾小管损伤、蛋白尿、肾小球障碍都存在相关性。但是，2017 年最新的研究提出一种相反的观点，认为 HUA 与肾脏疾病进展有关，而降尿酸治疗并没有帮助。AH 使心血管疾病风险增加吗？高尿酸血症作为独立风险因子，与高血压高度相关。但至今研究认为降尿酸治疗并不能改善血压。较多研究认为血尿酸水平与心血管疾病的死亡率呈正相关，但 AH 不是心血管事件的独立危险因子。有关对 AH 患者降尿酸治疗是否可以降低心血管疾病死亡率方面的研究设计并不严谨（包括样本量过小、非双盲、别嘌醇剂量偏低等），因此，结果缺乏足够的可信度。

高分辨率和高度特异性成像技术，如双能 CT 和超声，发现在 AH 患者中 85% ～ 90% 的患者在首次痛风发作之前，关节和肌腱中就已经有尿酸盐沉积和慢性炎症，而且在急性炎症完全消退后仍持续存在。因此，有学者提出把无尿酸盐晶体沉积的高尿酸血症—有尿酸盐晶体沉积但无痛风的临床症状—间歇性痛风—慢性痛风看做是一个连续过程，而不是人为地分为无临床症状和有临床症状两个阶段。基于几乎所有诊治指南都认为对有痛风石的患者要进行降尿酸治疗，那么影像学发现的晶体是否也需要降尿酸治疗，或者说多大体积、多大负荷才需要治疗，这是值得讨论的问题。

既然相当多的研究都证实了 AH 的潜在风险，为什么很多指南和教科书都不推荐直接给予 AH 经验性降尿酸治疗呢？其中有很多未能统一的意见，涉及到经济成本、药物毒性（如别嘌醇过敏）问题。同时，什么样的患者需要降尿酸治疗？是在合并症出现前还是合并症出现的同时降尿酸？出现何种合并症的时候需要降尿酸？而较低的血尿酸水平，也存在一些不利影响，包括影响心血管预后，神经退行性疾病（阿尔茨海默症、帕金森症、亨廷顿舞蹈症等），而且血尿酸具体多低才算是"过低"，也没有定论。

综上所述，虽然足够多的体外实验和动物实验证实 AH 与多种疾病相关，但相关不等于因果关系，也不能因此在人体中推导并证实同样的结论。并非所有的临床研究都一致认为降尿酸治疗对其他合并症的潜在受益，而且相关的回顾性研究多有缺陷，前瞻性研究又太少。同时，应该认识到，"降尿酸治疗"其实是不等同于"尿酸降低"的，降低尿酸可能会导致意想不到的后果。经济成本、药物不良反应，以及尿酸过低可能会产生的医学后果，这些都是医师在为 AH 患者做出降尿酸治疗决定前需要去权衡的。

（杨明灿　整理）

33. 痛风降尿酸治疗：黄嘌呤氧化酶抑制剂的认识有更新

长期成功达到并维持亚饱和水平的尿酸盐可带来临床益处，包括停止急性痛风发作、溶解痛风石以及改善患者身体机能和健康相关生活质量。达标治疗（Treat-to-target，T2T）的推荐指出，降低和维持血尿酸盐低于一个明确的目标是消除尿酸盐结晶和改善患者预后所必须。长期坚持降尿酸盐治疗是获得最佳预后最为重要的原则。血尿酸盐必须定期规律监测且降尿酸治疗应该根据治疗目标调整。目前不推荐在大部分患者首次痛风发作或不频繁发作（一年少于 2 次）后启动长期的降尿酸治疗（urate-lowering therapy，ULT），在有痛风石、慢性肾脏疾病以及尿石病的痛风患者中，沟通可能的风险和获益后可以考虑 ULT。

所有痛风患者血尿酸目标值均应＜ 360μmol/L 并维持。在严重痛风患者，比如有痛风石或发作频繁，治疗目标应定为血尿酸水平＜ 300μmol/L，直到达到临床缓解。

黄嘌呤氧化酶抑制剂（xanthine oxidase inhibitors，XOIs）是降尿酸治疗的一线用药。黄嘌呤氧化酶促成两个相关的反应——从黄嘌呤生成次黄嘌呤和从次黄嘌呤形成尿酸。因此，抑制黄嘌呤氧化酶不但减少尿酸的生成也减少尿酸前体的生成。XOIs 主要包括别嘌醇和非布司他。

别嘌醇是嘌呤类似物，可以通过竞争性抑制黄嘌呤氧化酶来降低尿酸的生成。大约 5% 的患者不能耐受别嘌醇。别嘌醇最常用的剂量为 300mg/d，虽然美国和欧洲批准的最高剂量分别为 800mg/d 和 900mg/d。最常见的不良反应包括胃肠道症状如恶心或呕吐。皮疹相对少见，一旦发生应予停药。其他不良反应包括嗜睡、腹泻、药物热、肝酶升高、骨髓抑制等。少见但有潜在致命性的不良事件是别嘌醇超敏反应综合征（allopurinol hypersensitivity syndrome，AHS），如重症多形红斑（Stevens-Johnson syndrome，SJS）、中毒性表皮坏死松解症（toxicepidermal necrolysis，TEN），表现为高热，嗜酸细胞增高，毒性上皮坏死及剥脱性皮炎，进行性肝肾功能衰竭，甚至死亡，死亡率据报道可高达 27%。危险因素包括女性、年龄、肾功能损害、利尿剂的使用以及在某些种族中 *HLA-B*5801* 基因型（亚裔，尤其是汉族中国人 *HLA-B*5801* 等位基因频繁更高）。

非布司他（febuxostat）是一种分子结构与别嘌醇完全不同的非嘌呤类新型 XOIs，特异性抑制氧化型及还原型 XO，疗效优于别嘌醇，但价格高于别嘌醇。由于它是一种噻唑羧酸衍生物，但与别嘌醇不同，它不是嘌呤碱基类似物，因此抑制黄嘌呤氧化酶的途径是占据黄嘌呤氧化酶二聚体中的一条通道以阻止嘌呤碱基底物在黄嘌呤氧化酶催化过程中和活性位点结合。抑制机制的差异可能是非布司他比别嘌醇更具仅抑制黄嘌呤氧化酶特异性的原因。适用于别嘌醇过敏的患者。非布司他同时在肝脏代谢和肾脏清除，其代谢方式不同于别嘌醇，不完全依赖肾脏排泄，因此可用于轻中度肾功能不全者。不良反应主要有肝功能异常，其他有恶心、腹泻、头痛、肌肉骨骼系统症状、皮疹、水肿等，大多为一过性轻中度反应。非布司他 40mg/d 相当于别嘌醇 300mg 的疗效，治疗不达标可加量至 80mg/d。在肌酐清除率低于 $30ml/(min \cdot 1.73m^2)$ 的患者中非布司他使用证据不充分。另外，非布司他可能与心血管事件相关，禁用于缺血性心脏病或充血性心脏病患者。与别嘌醇一样，非布司他不推荐在正在服用硫唑嘌呤或巯嘌呤的患者中同时使用。

奥昔嘌醇（oxypurinol）是别嘌醇的活性代谢产物，其药物作用和疗效与别嘌醇相似，但不良反应相对较少。适用于部分对别嘌醇过敏的患者，然而二者之间仍存在 30% 左右的交叉反应。

尚未获批准，但以前可出于"人道主义"而用于不能耐受别嘌醇的患者。一些接受奥昔嘌醇治疗的患者耐受该药并获得了满意的降尿酸效果和临床益处，但其他不能耐受别嘌醇的患者会出现类似于既往别嘌醇治疗所致问题的不良反应。

对于肾功能正常的患者，别嘌醇是推荐的一线 ULT 药物，起始于低剂量（100mg/d），必要时每 2 ～ 4 周增加 100mg，直至达到血尿酸目标值。如果适当剂量的别嘌醇治疗不能达到血尿酸（serum uric acid，SUA）目标，或者患者不能耐受别嘌醇，要调整别嘌醇为非布司他或促尿酸排出药物或联合二者使用。对于肾功能受损的患者，别嘌醇最大剂量根据肌酐清除率调整。如果这一剂量不能达到 SUA 目标，除非患者估算的肾小球滤过率 $< 30ml/(min \cdot 1.73m^2)$，患者应该调整治疗为非布司他或苯溴马隆单用或与别嘌醇联用。

（黄进贤　整理）

34. 痛风降尿酸治疗：苯溴马隆应用的过去和现在

苯溴马隆是促尿酸排泄药物中的代表药物，又称苯溴香豆酮，是一种促尿酸排泄药，主要通过抑制肾小管对尿酸的重吸收，降低血中尿酸浓度。该药自 20 世纪 70 年代上市以来得到广泛应用。其主要特点如下：

（1）起效快速而强效

服用 4 小时后即发生作用，6 ～ 8 小时可清除体内多余尿酸，比别嘌醇快 2 ～ 3 倍。在 25mg 及以上的剂量使用时，对于痛风和非痛风患者均有明显的降低尿酸的作用，研究认为苯溴马隆 100mg 的生物作用相当于丙磺舒 1.5g，大于别嘌醇 300mg，且苯溴马隆服用安全方便，每日只需服用一次。

（2）药物安全性良好

常用剂量下可以增加尿尿酸的排泄，但并不增加尿酸盐结晶析出的风险。不会干扰体内核酸代谢和蛋白质合成，对肾脏的电解质排泄、肾小球滤过率和肾功能均无影响，但对肾功能损害严重的患者，一般不宜使用苯溴马隆，以免增加肾脏的负荷。

（3）不良反应小

对肝、肾和血液系统具有良好的安全性，治疗痛风高尿酸血症合并肾功能不全患者依然安全有效。长期应用并不增加肾脏负担。不影响噻嗪类利尿剂的利尿作用，可与降脂、降糖、降压药物并用，不产生药物相互作用。本药耐受性良好，不良反应一般为轻度，偶有胃肠道反应、过敏、粒细胞减少等不良反应。

此外，在使用此药之前要测定尿尿酸的排出量，如果患者的 24h 尿尿酸排出量已经增加（＞ 3.54mmol）或有泌尿系结石，则禁用此药。溃疡病患者或肾功能不全者慎用。

在服用苯溴马隆的过程中应注意大量饮水及碱化尿液，预防尿路结石。同时，对本身有肾结石、肾小球滤过率（GFR）

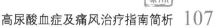

＜20ml/（min·1.73m²）者及存在肾积水、多囊肾、海绵肾等导致尿液排出障碍性疾病的患者禁用。

（张萍萍　整理）

35. 黄嘌呤氧化酶抑制剂：别嘌醇与非布司他安全性的新认识

别嘌醇是最常用的降尿酸治疗用药，患者治疗痛风一般耐受性较好。一项 1934 例服用别嘌醇治疗的研究，其中 3% 出现皮疹，2% 发生消化道反应，1% 发生别嘌醇高敏综合征，1% 发生发热，1% 发生骨骼肌损害。非布司他是非嘌呤选择性黄嘌呤氧化酶抑制剂，文献报道别嘌醇与非布司他治疗 24 周，两者安全性相当。鉴于非布司他与别嘌醇的结构差异，目前把非布司他作为有严重皮肤不良反应风险患者的替代治疗用药。随着非布司他在临床应用的逐渐增多，药物安全性报道增多，因此，对别嘌醇与非布司他安全性需要再认识。

（1）别嘌醇使用的时间、基因因素和药物浓度是别嘌醇高敏综合征的危险因素

别嘌醇的不良反应可表现为皮疹合并嗜酸性粒细胞增多、白细胞增多、发热、肝炎、进行性肾功能衰竭。别嘌醇引起的严重皮肤损害：2% 的患者出现斑丘疹，0.1% 的患者出现更为严重的事件，即别嘌醇高敏综合征。不同研究中，别嘌醇高敏综合征死

亡率 9% ～ 20%，其中史蒂文斯 – 约翰逊综合征（Stevens-Johnson Syndrome，SJS）/ 中毒性表皮坏死松解症（TEN）6 周死亡率 23%，1 年死亡率 34%。

目前已经进行的研究包括与别嘌醇的相互作用，别嘌醇代谢产物，羟嘌呤醇和 T 细胞的研究，现有的研究表明，*HLA-B*5801* 等位基因的存在和高浓度羟嘌呤醇协同作用，增加一些潜在的免疫原性肽 – 羟嘌呤醇 –*HLA-B*5801* 复合物在细胞表面的数量，从而增加 T 细胞致敏的风险和随后的不良反应。

别嘌醇高敏综合征的危险因素：

①从开始治疗的治疗时间长度

从治疗开始到别嘌醇高敏综合征起病的时间，中位数是 30 天（范围 1 ～ 80 天），90% 别嘌醇高敏综合征发生在起初的 180 天以内。另一项研究数据显示别嘌醇高敏综合征中位发生时间是 3 周，90% 发生在开始治疗后的 8 ～ 9 周。

②基因因素

HLA-B*5801 据报道与别嘌醇诱导的嗜酸细胞和全身性症状的药物反应及 SJS/TEN 相关。*HLA-B*5801* 预测别嘌醇严重皮肤不良反应的敏感性 100%，特异性 86.7%。相比其他种族，亚洲人更高比例的别嘌醇高敏综合征可能与亚洲人高 *HLA-B*5801* 比例有关。但是，也有许多携带 *HLA-B*5801* 的个体，并不发生别嘌醇相关的不良反应，这说明可能存在其他因素参与并增加了别嘌醇严重不良反应的风险。

③药物浓度的影响因素

许多因素影响药物浓度，如药物剂量、给药途径、合并用药，以及患者临床状态如年龄、BMI、肝肾功能。1984 年就报道了别嘌醇剂量、肾脏损害，以及合并使用利尿剂是别嘌醇高敏综合征的危险因素。有研究显示起始治疗就用较高剂量别嘌醇与别嘌醇高敏综合征有关。有肾功能损伤者，别嘌醇使用剂量应该减少。合并使用利尿剂可升高血尿酸水平，利尿剂也能升高羟嘌呤醇血浓度。

鉴于上述危险因素，可考虑通过以下措施降低风险：

①替代药物治疗

苯溴马隆、非布司他替代治疗。同时告诉患者如何观察不良反应如皮疹的早期症状，如果发生不良反应，必要时需要停药和寻求治疗。

②基因筛查

基因筛查 HLA-B*5801，发现该基因阳性，在治疗时避免使用别嘌醇。

③改变药物剂量的策略

如 HLA-B*5801 阴性，或者未测 HLA-B*5801 而无高危因素且肾功能正常，别嘌醇最大起始剂量 100mg/d。如 HLA-B*5801 阴性，或者未测 HLA-B*5801 而无高危因素且肾功能异常，需要调整别嘌醇起始剂量，如处于慢性肾脏病 4 期或 5 期，别嘌醇起始量 50mg/d。如 HLA-B*5801 阳性，且肾功能异常，发生别嘌醇高敏综合征概率提高，最大达到 18%，禁止服用别嘌醇。

（2）非布司他也可诱发皮肤超敏反应

一般说来，别嘌醇通常耐受性良好。然而，还是有少数患者有显著的不良反应而不能使用。因为非布司他与别嘌醇无关的化学结构，发生交叉相关不耐受的概率在理论上是很低的。有报道别嘌呤醇不耐受的患者应用非布司他治疗取得了比较好的结果。但随着非布司他的应用增多，非布司他所致的超敏反应报道也增多。Bardin 等报道的 101 例序贯别嘌醇与非布司他治疗的患者，22 例对别嘌醇治疗发生皮肤不良反应的患者中有 2 例（2/22，9.1%）在使用非布司他时也出现皮肤反应。另外 79 例对别嘌醇无皮肤反应的患者中，有 2 例（2/79，2.5%）对非布司他发生皮肤反应，似乎有别嘌醇皮肤不良反应史的患者非布司他的皮肤反应风险也增加。但是并没有证据支持两者之间有交叉反应。此外，慢性肾脏病患者，特别是既往使用别嘌醇发生超敏反应者，非布司他有诱发药物超敏反应综合征（DRESS）的报道。临床医生使用非布司他治疗时需要了解可能出现 DRESS 而导致危及生命的后果，肾功能不全的患者，特别是此前有别嘌醇不耐受的患者，应该加强监测。

（3）长期使用非布司他可能增加心血管安全事件

痛风被认为是心血管事件的独立危险因子，升高的血尿酸能导致内皮功能紊乱、血小板黏附和产生前炎症物质，加速心血管事件发生。2017 年一项荟萃分析显示非布司他与别嘌醇和安慰剂比较心血管事件发生率没有统计学差异。非布司他与别嘌醇治疗间比较，心血管事件也未见统计学差异。但是在更长时间的研究中倾向于出现不利于心血管事件的结局。长期使用非布司他心血管风险接近有统计学差异，非布司他组发生心血管事件更多。

（祁军　整理）

36. 黄嘌呤氧化酶抑制剂药物过敏反应与 *HLA-B*5801*

前文中已提及，别嘌醇是黄嘌呤氧化酶抑制剂，用于降低痛风和高尿酸血症患者血尿酸水平已有 50 年历史，是降尿酸的一线用药。但个别患者服用别嘌醇后会出现危及生命的严重皮肤不良反应（SCAR）。别嘌醇导致的 SCAR 的发病率大概是 0.1% ～ 0.4%。SCAR 表现为 SJS 和中毒性表皮松解症（TEN），死亡率高达 5% ～ 12.5%（SJS）和 50%（TEN）。

2005 年，Chuang 等报道了中国台湾汉族人群中别嘌醇引起的 SCAR 与 *HLA-B*5801* 强相关。51 例别嘌醇导致的 SCAR 患者均携带 *HLA-B*5801* 基因。而别嘌醇耐受患者中，仅有 15% 携带 *HLA-B*5801*，*OR* 值为 580.3。其他研究也提示在中国汉族、泰国和韩国人群中 *HLA-B*5801* 与别嘌醇导致 TEN/SJS 强相关。而在 *HLA-B*5801* 基因频率低的国家（如欧洲各国、日本），别嘌醇导致的 SCAR 与 *HLA-B*5801* 仅轻度相关。美国、印度和非

洲人群 *HLA-B*5801* 和别嘌醇导致的 SCAR 无明显相关性。在 *HLA-B*5801* 等位基因频率高（dbMHC 数据库 *HLA-B*5801* 等位基因频率≥ 5%）的人群，别嘌醇导致 TEN/SJS 发病风险增加。

2017 年 Yu 等对 *HLA-B*5801* 检测别嘌醇高敏反应综合征进行 meta 分析研究，纳入 9 项人群对照研究，检测 162 例别嘌醇导致的 TEN/SJS 和 7372 例别嘌醇耐受患者 *HLA-B*5801* 情况。总体来讲，*HLA-B*5801* 等位基因和别嘌醇导致 TEN/SJS 在人群对照研究的诊断预测价值是 83.5。中国汉族、泰国、韩国、日本人群和欧洲高加索人群的亚组分析均有相似预测价值。*HLA-B*5801* 检测别嘌醇导致 TEN/SJS 的敏感性和特异性分别为 78.4% 和 96.2%。纳入研究人群中 *HLA-B*5801* 检测的阴性预测价值高（均值 99%）。阴性预测价值不随 TEN/SJS 和 *HLA-B*5801* 基因频率的改变而改变，提示 *HLA-B*5801* 检测可能在预测别嘌醇致 SCAR 患者中有重要价值。而阳性预测价值为 37%（中位值 40%），随 TEN/SJS 的患病率和 *HLA-B*5801* 等位基因频率而改变。真实世界临床研究，*HLA-B*5801* 等位基因检测阳性预测价值没有引起重视，因为对于 *HLA-B*5801* 阳性患者，内科医师不倾向使用别嘌醇进行降尿酸治疗。

考虑到 *HLA-B*5801* 检测对药物高敏反应的特异性和阴性预测价值高，超过 99% 的别嘌醇导致 TEN/SJS 可以通过治疗前检测 *HLA-B*5801* 预测。2008 年我国台湾地区已经对准备使用别嘌醇的患者实施 *HLA-B*5801* 基因检测，检测结果为阳性的患者则禁止使用别嘌醇。2012 年美国风湿病学会痛风指南推荐亚裔人群在使用别嘌醇治疗前应该进行 *HLA-B*5801* 基因检测，阳性则使用其他药物（证据等级：A 级）。2016 年中国高尿酸血症和痛风指南建议患者有条件时在用药前先进行 *HLA-B*5801* 基因检测。

HLA 基因是多态性最复杂的基因之一。*HLA-B* 基因多态性主要位于第 2、3 外显子。*HLA-B* 基因分型的准确方法是测序法，但费时且费用高。为了在高风险人群中进行准确、简单和快速的检测，台湾 GWAS 研究报道别嘌醇致 SCAR 风险相关 SNP 位点——位于 MHC 区的 29 个 SNP 位点与别嘌醇导致的 SCAR 明显相关。其中 3 个 SNP 位点 *P* 值 < 10.7，分别是 *BAT3* 基因的 rs3117583，*MSH5* 基因的 rs1150793 和 *MICB* 基因的 rs2855804，没有进行 SNP 位点与 *HLA-B*5801* 的连锁分析。另一项欧洲人群别嘌醇致严重过敏反应 GWAS 研究鉴别了 6 个 SNP（rs2844665、rs3815087、rs3130931、rs3130501、rs3094188、rs9469003）的基因型（CACGAC）与疾病明显相关，*OR* 值为 7.77。而日本一项 GWAS 研究发现 21 个 SNPs 与别嘌醇相关 SJS/TEN 明显相关。其中 rs9263726 与 *HLA-B*5801* 完全连锁不平衡，提示 rs9263726 可代替 *HA-B*5801* 预测别嘌醇相关 SJS/TEN 发病风险。

别嘌醇相关 SJS/TEN 的风险在首次药物治疗前 3 个月发病率高，而在已使用别嘌醇超过 3 个月的患者中，TEN/SJS 的发病风险是很低的，因此大部分不需要检测。对于那些不能进行

HLA-B*5801 检测的患者，可从低剂量开始逐渐增加剂量和避免在肾功能不全患者中使用别嘌醇来降低发病风险。*HLA-B*5801* 阳性患者不建议使用别嘌醇，而阴性患者，若出现风险 SNP 位点突变，应在医师权衡利弊后慎用别嘌醇。

（李晓敏　整理）

37. 最新的降尿酸药物：Lesinurad 可抑制 URAT1，已经获得 FDA 批准

Lesinurad 由阿斯利康（AstraZeneca）公司研发，商品名 Zurampic，其结构如图 3 所示。于 2015 年 12 月 22 日获得美国食品药品监督管理局（FDA）批准作为全球首个尿酸盐重吸收转运因子（URAT1）抑制剂，联合黄嘌呤氧化酶抑制剂（如别嘌醇、非布司他）治疗高尿酸血症相关的痛风。其是一种选择性尿酸再

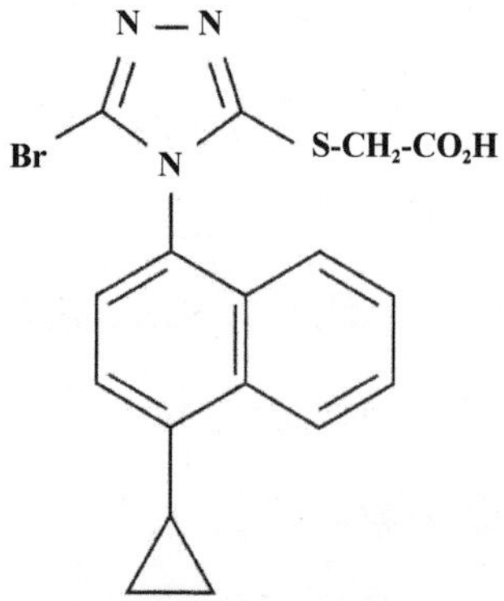

图 3　Lesinurad 的结构式

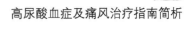

吸收抑制剂，可阻断 URAT1 转运，通过使尿酸排泄正常化及降低尿酸的血清水平来缓解疼痛症状，为广大痛风患者带来了福音。

肾小管中的尿酸盐转运体 URAT1 负责大部分的肾小管上皮细胞对尿酸的重吸收，lesinurad 可抑制 URAT1 的转运（重吸收）功能。此外，lesinurad 还能抑制有机阴离子转运蛋白 OAT4 的转运功能，而利尿剂可通过该尿酸转运体诱发高尿酸血症。因此，lesinurad 可有效减少尿酸重吸收并增加尿酸排泄量。此外，lesinurad 与葡萄糖转运体 GLUT9 没有相互作用，也不抑制有机阴离子转运蛋白 OAT1 和 OAT3 的转运功能，因此属于选择性尿酸重吸收抑制剂。

人口服 lesinurad 后吸收迅速，单剂顿服 200mg 后 1～4 h 即达最高血药浓度，生物利用度接近 100%，且食物不影响该药的吸收。lesinurad 的降血尿酸作用具有剂量依赖性。lesinurad 主要通过细胞色素 P450 酶系（cytochrome P450，CYP）2C9 氧化代谢，清除半衰期为 5 h，代谢产物无降血尿酸活性，63% 经尿液、32% 经粪便排泄。肾功能不全和肌酐清除率下降会影响 lesinurad 的排泄，但轻至中度肝功能受损者用药不需调整药物的剂量。

表6　Lesinurad 的主要Ⅲ期临床研究概览

研究名称	研究目的	研究设计	研究结果
LIGHT	评估 lesinurad 400 mg/d 单药治疗痛风相关的高尿酸血症的有效性	为期 6 个月的多中心、随机、双盲、安慰剂对照Ⅲ期临床研究，纳入 214 例患者	6 个月后，lesinurad 治疗组中有 29.9% 患者的血尿酸水平 < 360μmol/L，而安慰剂治疗组中仅 1.9% 患者达标，差异具有统计学意义

续表

研究名称	研究目的	研究设计	研究结果
CLEAR1 CLEAR2	比较 lesinurad 200 mg/d 或 400mg/d 合用别嘌醇与安慰剂合用别嘌醇治疗的有效性和安全性	为期 12 个月的多中心、随机、双盲、安慰剂对照Ⅲ期临床研究	6 个月后，lesinurad 200mg/d 合用别嘌醇、lesinurad 400mg/d 合用别嘌醇和安慰剂合用别嘌醇治疗 3 组中血尿酸水平＜ 360μmol/L 的患者比例在 CLEAR1 研究中分别为 54.2%、59.2% 和 27.9%，在 CLEAR2 研究中分别为 55.4%、66.5% 和 23.3%；对患者按基线肌酐清除率水平进行分层 [＜ 60ml/ (min·1.73m²)、60 ～ 89ml/ (min·1.73m²) 和≥ 90ml/ (min·1.73m²)] 分析发现，仍是合用 lesinurad 治疗组患者的血尿酸水平达标率更高，与合用安慰剂治疗组相比差异具有统计学意义
CRYSTAL	比较了 lesinurad 200 mg/d 或 400mg/d 合用非布司他 80mg/d 与安慰剂合用非布司他降血尿酸和消溶痛风石的有效性和安全性	为期 12 个月的多中心、随机、双盲、安慰剂对照Ⅲ期临床研究，纳入 324 例痛风石 / 痛风患者	血尿酸达标率：12 个月后，lesinurad 200mg/d 合用非布司他治疗组和 lesinurad 400mg/ d 合用非布司他治疗组均显著高于安慰剂合用非布司他治疗组（分别为 56.6%、60.6% 和 41.3%，均 $P ＜ 0.05$）痛风石改善率：lesinurad 200mg/d 合用非布司他治疗组、lesinurad 400mg/d 合用非布司他治疗组和安慰剂合用非布司他治疗组分别为 55.8%、57.9% 和 31.3%

表 6 列出了目前已完成的 Lesinurad 的主要Ⅲ期临床研究及结果，这些研究中发现服用 lesinurad 治疗的主要不良反应为头痛（4.1% ～ 5.3%）、流感样症状（2.7% ～ 5.1%）和胃食管反流（0.8% ～ 2.7%）。lesinurad 200 mg/d 治疗组中有 ≥ 2% 患者出现不良反应。服用 lesinurad 治疗可增加肾脏的尿酸排泄量，因此会提高肾脏相关事件的发生率，包括一过性血肌酐水平升高（4% ～ 10%）、肾结石（1% ～ 2%）等。目前的Ⅲ期临床试验中均观察到心血管事件（1% ～ 2%），但尚不确定与 lesinurad 是否存在因果关系。

单用 lesinurad 和服用高剂量的 lesinurad 是发生急性肾功能衰竭的主要危险因素，需建议患者在服用 lesinurad 期间加强水化，而开始用药前还需接受肾功能评估，对肌酐清除率＜ 45ml/（min·1.73m²）者不建议服用 lesinurad 治疗。临床研究显示，服用 lesinurad 400mg/d 治疗的不良事件和严重不良事件发生率均显著增加，尤其是肾脏相关和心血管事件的发生率。因此，美国和欧盟批准的 lesinurad 的服用剂量为 200 mg/d，同时，美国 FDA 要求制造商在 lesinurad 上市后进一步评估该药的肾脏和心血管安全性。

lesinurad 是迄今第一个被批准上市的口服选择性尿酸重吸收抑制剂，与黄嘌呤氧化酶抑制剂合用可同时达到增加尿酸排泄和减少尿酸生成的作用。lesinurad 的上市为临床治疗难治性高尿酸血症、慢性痛风石性痛风提供了新的治疗手段，但其有效性和安全性还有待上市后大规模临床应用结果的验证。

（刘琪　整理）

38. 新的降尿酸药物：聚乙二醇化重组尿酸氧化酶的临床应用

促进尿酸分解的药物为降尿酸治疗的新策略，即新一代特效蛋白——尿酸酶（聚乙二醇化重组尿酸氧化酶）。尿酸酶是生物体内嘌呤降解代谢途径中的一种酶，可将尿酸氧化成易溶于水的小分子尿囊素排出体外，因此，补充尿酸酶成为降尿酸治疗的新策略。尿酸酶首先在牛的肾脏中发现，随后在动物、植物、真菌、酵母和细菌中均发现有此酶的存在。人体内缺少尿酸氧化酶（尿酸酶），无法将嘌呤代谢产生的尿酸进一步氧化分解为易溶的尿囊素，生物合成的尿酸酶正是从这一机制降低血尿酸，是治疗痛风的理想药物之一，尤其对于那些禁忌常规疗法或使用常规疗法无效的患者来说是唯一的特效药物。但是，作为一种外源性的蛋白质，尿酸酶存在着易被体内酶水解、稳定性低、血浆半衰期短、抗原性强、易产生过敏反应或耐受期很短的问题，因此限制了其临床使用。

目前上市的尿酸酶主要有：①重组黄曲霉菌尿酸氧化酶（Rasburicase），又名拉布立酶，粉针剂，目前适用于化疗引起的高尿酸血症患者；②聚乙二醇化重组尿酸氧化酶（PEG-uricase）。二者均有快速、强力的降低血尿酸疗效，主要用于重度高尿酸血症、难治性痛风，特别是肿瘤溶解综合征患者。前者免疫原性较高，易引起超敏反应及耐药性，且半衰期短，后者在这些方面有所改进。PEG-uricase 的代表药物——普瑞凯希（Pegsiticase）为静脉应用的降尿酸药物，成年患者给予 8mg 静脉输注，每两周 1 次。该药于 2010 年经 FDA 批准上市，ACR 及 EULAR 指南均推荐普瑞凯希用于其他药物治疗无效的顽固性痛风或有大量痛风石沉积的患者，其突出优点为迅速耗竭尿酸池，使痛风石快速消失。近期，普瑞凯希 [Pegsiticase（SSS11）] 已获得我国国家食品药品监督管理总局出具的新药临床试验申请批件，这就意味着，在我国的降尿酸药物中，多出一个全新种类——酶类制剂，但要注意该药物在高效降尿酸的同时，8% ～ 11% 的患者可能发生中重度输液反应（面部潮红、荨麻疹和低血压）。

（张萍萍　整理）

39. 痛风肾患者达标治疗的药物选用共识

人体内产生的尿酸 2/3 通过肾脏排泄，剩下的 1/3 通过胃肠道排泄，因此，肾损害常常会导致 HUA。HUA 时尿酸盐又可直接沉积在肾脏导致急性尿酸性肾病、慢性尿酸盐肾病和尿酸性肾石症，进一步加重肾脏功能损害，形成恶性循环。我国慢性肾脏病（chronic kidney disease，CKD）患者中的 HUA 发生率为 36.6% ～ 50.0%，并随 CKD 的进展其患病率明显升高。现研究已证实 HUA 是 CKD 发生的独立危险因素，因此，CKD 患者出现 HUA 更有必要进行降尿酸治疗。

急性肾损害常发生于失血性休克、心血管大手术后、肿瘤放化疗造成的肿瘤溶解综合征、肾毒性药物反应和败血症等情况下，但大部分急性肾损害是可逆的且病程较短，在针对病因治疗后肾功能可恢复，高尿酸血症可自动消除。因此，缺乏急性肾损害时 HUA 药物治疗的随机、双盲对照研究，急性肾损害的降尿酸治疗多为经验性治疗。

急性肾损害时发生 HUA，可采用以下治疗方法：①继续针对急性肾损害的病因治疗，如肾前性引起的肾损害，可以积极静脉补液，肾后性所致急性肾损害给予解除梗阻等。②严格低嘌呤饮食，限制动物内脏、海产品和肉类等高嘌呤食物的摄入。③降尿酸药物：降血尿酸药物首选尿酸酶，包括拉布立酶（rasburicase）和普瑞凯希（pegloticase）。拉布立酶是一种重组尿酸氧化酶，主要用于预防和治疗血液系统恶性肿瘤患者的急性 HUA，尤其适用于放化疗所致的 HUA。急性肾损害 HUA 降尿酸治疗首选尿酸酶是基于以下两点：急性肾损害多有肾小管的缺血性坏死，而苯溴马隆是通过抑制肾小管尿酸转运蛋白 -1（URAT1）转运尿酸重吸收而促进尿酸排泄，因此效果不佳；急性肾损害时肾功能可在数小时和数天内急剧变化，肾小球滤过率波动大，而别嘌醇或非布司他剂量需要根据肾小球滤过率调整，临床较难及时更改药物剂量。④血清尿酸水平为降尿酸治疗指标，达到男性 $< 420\mu mol/L$ 和女性 $< 360\mu mol/L$ 的目标水平即可，可减少尿酸

进一步加重肾损害。⑤如发生痛风急性发作，选用糖皮质激素，如全身给药时，口服泼尼松 0.5mg/（kg·d），连续用药 5 ～ 10d 停药，或者 0.5mg/（kg·d），用药 2 ～ 5d 后逐渐减量，总疗程 7 ～ 10d。如急性发作仅累及 1 ～ 2 个大关节，全身给药治疗效果不佳者，可考虑关节内注射短效糖皮质激素，但要避免短期内重复使用。⑥药物治疗效果不佳，可以考虑血液透析。

CKD 患者降尿酸治疗可降低肾小球尿酸负荷，延缓慢性肾脏病进展。与急性肾损害患者相比，CKD 患者往往年纪较大并处于共病状态，其他共病使用药物可能与降尿酸药物产生相互作用，增加或减少尿酸排出。对于估算肾小球滤过率（eGFR）≥ 90ml/（min·1.73m^2），无痛风发作的 CKD 患者选择改善生活方式和低嘌呤饮食，适当饮水，建议每日的尿量在 1500ml 以上，最好达到 2000ml。对于具有正常 eGFR 的 CKD 患者，如果每年痛风发作 2 次以上，出现痛风石和肾结石，建议开始药物降血尿酸治疗；当 eGFR ≤ 89ml/（min·1.73m^2）并伴有 HUA 时，即使无痛风发作也需要药物降尿酸治疗。CKD 患者的降尿酸治疗以血尿酸低于 360μmol/L 为治疗目标（有痛风石出现时，血尿酸低于 300μmol/L），但不建议长期维持血尿酸水平低于 180μmol/L。

CKD 患者肾小球滤过率相对降低，降尿酸药物治疗的初始剂量低于非 CKD 患者，通常以非 CKD 患者治疗剂量的一半作为起始治疗剂量，而增量剂量升高则以定期监测血清尿酸水平为指标，滴定法调整药物剂量，避免追求血清尿酸达标而快速增加药物剂量。别嘌醇初始剂量为每次 50 ～ 100mg，每日 1 次。如未能有效降低血尿酸水平，2 ～ 3 周逐渐增量至每日 200 ～ 300mg，分 2 ～ 3 次服用。当 eGFR ＜ 60ml/（min·1.73m^2）时别嘌醇应减量，推荐剂量为 50 ～ 100mg/d，eGFR ＜ 15ml/（min·1.73m^2）时应禁用。非布司他在 eGFR ＞ 30ml/（min·1.73m^2）时应用无需调整剂量，≤ 29ml/（min·1.73m^2）时剂量减半使用。

促尿酸排泄药物苯溴马隆可用于轻中度肾功能不全 [eGFR 20 ～ 60ml/（min·1.73m^2）] 患者，推荐 50mg/d，尿酸性肾石症和重度肾功能不全 [eGFR ＜ 20ml/（min·1.73 m^2）] 患者禁用。

当 CKD 患者同时患有高血压、高脂血症时，可联合使用兼有降尿酸作用的降血压和（或）降血脂药物，但它们的降尿酸作用相对较弱。如降血压药物氯沙坦和降血脂药物非诺贝特与他汀类药物（尤其是阿托伐他汀）具有促进尿酸排泄作用。

在共病的背景下避免选用有潜在肾毒性和（或）禁忌证的降尿酸药物具有相当的挑战性，需要依据个体化治疗原则选择抑制尿酸生成药物和（或）促尿酸排泄药物，但对于大多数 CKD 患者来说，有效的降血尿酸是可能的。

（荣举　整理）

40. 痛风患者存在的心理问题不容忽视

痛风急性发作伴有剧烈疼痛、活动受限，如不能有效控制，则反复发作，长期承受慢性疼痛的患者常感焦虑不安、沮丧、抑郁等，对疾病治疗失去信心，从而影响疾病的康复速度，降低生活质量，进入"疼痛—负性情绪—消极治疗—疼痛"的恶性循环中。随着病程的迁延，病情的反复发作，患者会出现一些心理问题，且患者的心理健康状况反过来也影响疾病的进展，所谓"心理问题躯体化"，正是近几年来风湿界逐渐重视的热点。最近的调查结果确定了痛风患者出现心理问题的风险较高，有心理障碍的痛风患者其健康相关生活质量（health-related quality of life，HRQoL）评分是最低的，抑郁与关节功能障碍相关。英国一项前瞻性队列研究发现在 1084 例痛风患者中，焦虑和抑郁的患病率分别为 10.0% 和 12.6%。国内一项针对 226 例痛风患者和 232 名健康志愿者的病例对照研究发现，5.3% 的痛风患者存在焦虑状态，15.0% 患者存在抑郁状态。人口统计变量矫正后，痛风组抑郁患病率显著高于健康对照组（6.0%）。其中痛风石的数量、功能障碍和心理成分总结（MCS）可作为痛风患者抑郁的预测指标，而教育程度和 MCS 可预测痛风患者的焦虑。其他相关研究认为与患者产生心理问题存在相关性的因素包括经济状况、性格类型、近 1 年发病次数以及疼痛视觉模拟评分等。

长期的临床工作发现心理、社会因素在风湿免疫性疾病的发病、发展中起着非常重要的作用。负性情绪、心理障碍可以使器质性风湿病病情改善缓慢，也可以诱发相关的功能性风湿病症状或疾病，从而使风湿免疫性疾病的临床表现及治疗复杂化。随着医学理论、实践与技术的不断发展，痛风的治疗目标在控制血尿酸的前提下已逐步将重心转移到预防和减少其并发症的发生与发展的多层次、多学科综合治疗模式。痛风病的综合治疗策略包括应用降尿酸药物、生活方式干预、心理支持、并发症的早诊早治等措施。

现代医学已经跨入"生物—心理—社会"医学模式，既往医护人员对风湿病患者心理问题的关注往往局限于慢性自身炎症或慢性自身免疫性疾病患者，而对于急性发作为特点的痛风患者的心理问题，普遍缺乏社会支持。除了对不同患者采取个性化的健康教育及心理护理，医护人员也应该不断加强精神心理学方面的学习，能对风湿免疫性疾病合并的常见心理问题及由于心理问题所继发的躯体症状进行初步筛查，真实地评价患者疾病状态。也需要风湿科医师和心理科医师加强合作，将一些有确切效果和持续效应的心理治疗合理地应用于风湿病领域，必要的时候进行转诊，从而为痛风患者提供综合诊断和全方位的治疗，使疾病的诊治进入良性循环，减轻患者的痛苦及其对家庭和社会的负担。

（杨明灿　整理）

观点精析：降尿酸药物治疗要强调规范和达标！

降尿酸治疗的基本规范原则是首先要掌握降尿酸治疗的时

机；痛风性关节炎发作≥2次；或痛风性关节炎发作1次且同时合并以下任何一项：年龄＜40岁、血尿酸＞480μmol/L、有痛风石或关节腔尿酸盐沉积证据、尿酸性肾石症或肾功能损害（eGFR＜90ml/（min·1.73m²））、高血压、糖耐量异常或糖尿病、血脂紊乱、肥胖、冠心病、脑卒中、心功能不全，则立即开始药物降尿酸治疗。对于单纯高尿酸血症没有发作过痛风性关节炎，指南尚未有定论，临床上，对于所有尿酸＞540μmol/L，且经过生活干预仍持续＞540μmol/L的患者，可给予药物降尿酸治疗。

其次要有明确的达标目标，即将痛风患者血尿酸逐渐降至达标水平。一般痛风患者，降尿酸治疗目标为血尿酸＜360μmol/L，并且维持足够长的时间。若患者已出现痛风石、慢性痛风性关节炎或痛风性关节炎频繁发作，降尿酸治疗目标为血尿酸＜300μmol/L，直到痛风石完全溶解且关节炎频繁发作症状改善，可将治疗目标改为血尿酸＜360μmol/L，并长期维持。不建议降尿酸治疗时血尿酸长期低于180μmol/L。

还要强调，降尿酸药物的选择和剂量需要个体化，现今，考虑同时应用多靶点药物和综合治疗措施是痛风治愈重要的措施，并注意肝肾功能和其他药物不良反应的监测。及时调整剂量和合并用药的禁忌，预警药物的疗效和安全性的基因检查值得推广和应用。

慢病管理规范化建设

41. 康复治疗是痛风药物治疗以外的重要组成部分

  康复作为非药物治疗的重要组成部分，已被各个国家先后发布的痛风诊治指南推荐，包括 2010 年中国指南、2011 年 EULAR 指南和 2012 年 ACR 指南等。总的来说，对于痛风的治疗策略是一致的，都从单纯的镇痛治疗，转变为疾病的综合管理，均强调非药物治疗的重要作用。非药物治疗包括饮食指导、戒烟、减肥、治疗合并症等。2016 年《中国痛风诊疗指南》推荐意见中指出调整生活方式有助于痛风的预防和治疗，痛风患者应遵循的 10 条原则中就包括控制体重、规律运动等康复治疗建议。

  痛风残疾可以在几个领域中表现出来，包括执行正常自理的困难活动、娱乐和社会活动，痛风可直接影响他们的工作能力，导致工作缺勤和降低生产率。在美国的一项研究中，所有类型的痛风员工显示，他们比那些没有痛风的多 4.56 天的年缺勤天数，员工痛风缺勤天数总数为 14.4 天，没有痛风的员工是 9.8 天。足和踝部是痛风石的好发部位。小腿、足踝的生物力学研究显示痛风患者出现步行障碍、足部关节功能的缺失。痛风患者相比非痛风患者足踝肌力明显下降。痛风石临床表现明显的患者足踝部肌力和未出现痛风石组比较在趾屈、背伸、内旋、外旋方面均出现下降；同时提示各部分肌力下降中跟腱部位最显著。

国内外关于运动对痛风患者影响研究的文献尚属少见，研究多集中在运动与高尿酸血症患者之间联系方面，而痛风最主要的特点就是尿酸高。早在 1983 年就有日本学者提出，高尿酸血症和糖尿病、高脂血症相比，运动疗法相对落后，关于运动干预是否有效还存在很大的争议。近期国际上将治疗痛风的重点放在与持续性或者糜烂性疾病相关的早期阶段，进行抑制性疗法，减少后遗症的发生。目前，国内外已经有研究关于运动对痛风（高尿酸血症）的预防、治疗和康复的影响。张琳等对 90 例痛风患者进行运动干预，前后数据对比，结果痛风发作次数明显减少，血糖和血尿酸下降，可见运动对治疗痛风具有一定的效果。国外学者对比剧烈运动前后血尿酸的水平，对 8 名健康男性受试者进行自行车运动试验，得出的结果是血尿酸在剧烈运动之后 30min 开始下降到运动之后 1h。

日本学者对 5 例高尿酸血症患者进行强度为 30% ～ 40%VO₂max、时间为 20 ～ 40min、频率为 1 周 3 次的运动，运动项目为跑步和自行车健身测力计，得出肾的尿酸排泄加快，血尿酸值也出现了下降的结论。国内学者董晓月总结：痛风患者可进行中小强度的有氧运动，不可进行大强度的运动，如中长跑、打羽毛球和爬山等，可使尿酸排泄量减少，诱发痛风。钟文华等对大鼠进行实验表明，力竭运动使肾过滤下降，从而血尿酸指标上升。程旭光等对 6 名健康男性进行了 2 倍功率自行车（100W/min）的测试，结果发现，运动前、后的血尿酸水平变化大，运动后血尿酸显著上升。低强度的有氧运动可以减低痛风发病率，而中大强度运动使尿酸排泄减少，血尿酸值上升，增加痛风的发病率。

对于采用什么运动方式干预痛风，目前国内外学者对此研究颇具争议。日本学者研究认为，影响尿酸代谢的主要有无氧运动、力量运动和有氧运动，力量运动和有氧运动主要表现是产生过多的尿酸，而无氧运动有助于尿酸的排泄。我国学者通过对 60 名测试者的比较试验显示，进行有氧跑步运动、时间在 45 ～ 60 分钟、运动频率为每周 3 次，可以降低血尿酸，减少痛风的发病率。日本学者总结了 1973 年到 1983 年的 415 名 5km 竞走比赛的男性运动员的高尿酸水平，有 10.6% 的运动员和正常人没有区别，高尿酸现象的运动员有 38.1%，但是大多和饮食有关，运动后血尿酸值的上升没有得到认可。对此，可待进一步的研究探讨。

高尿酸和高血压患病风险之间的联系一直以来都备受争议。对 1156 名参与者进行调查结论表明，运动可以抵消高尿酸血症和高血压之间未来的联系。对患 2 型糖尿病的老年人进行运动干预，运动强度为最大吸氧量的 60%，结果运动后的血尿酸明显下降。所以，适当运动可以促进尿酸排泄，缓解肾的损害。适当的运动，可以降低血尿酸浓度，降低其他疾病的发病率。

（黄叶飞　整理）

42. 患者教育在痛风慢病管理中的作用不容忽视

在 2016 年 EULAR 最新的痛风管理指南中，突出了对患者教育的重视，将痛风知识教育和饮食生活方式的指导作为总体原则，建议将两者作为痛风治疗的基础。急性期抗炎止痛和慢性期降尿酸的药物治疗不再孤立，需联合改善饮食生活方式的非药物治疗。在痛风患者慢病管理中，患者教育主要包括以下两个方面：

（1）痛风知识的教育：每个痛风患者应该在医务人员的指导下全面认识痛风，包括痛风发病的病理生理、病情进展后的相关并发症、存在的有效治疗方法，以及需持续控制血尿酸达到目标水平以溶解尿酸盐晶体和预防痛风发作。将第一年降尿酸药物的服药率低于 80% 称为不良依从性，研究表明不良依从性的痛风患者占患者总数的 56% ~ 64%，远高于同为慢性病的高血压和糖尿病。Harrold 等发现主要影响依从性的不良因素有年龄小、并发症少和未进行痛风知识的教育。Rees 等的观察性研究表明在向患者全面充分解释痛风的原因、危险因素、诊断和介绍溶解结晶的有效治疗方法后，所有患者均表示会配合进行降尿酸治疗（ULT），1 年后大于 90% 患者血尿酸水平达到 < 360μmol/l 的治疗目标，85% 的患者达到 < 300μmol/l。在痛风患者的管理中，降尿酸治疗固然重要，但临床医师应关注痛风患者的依从性，为提供患者的用药依从性，全面告知患者痛风的诊断、发病、发展、合并症和治疗等痛风疾病知识的方法处于举足轻重的地位。

（2）痛风饮食生活方式的指导：①饮食指导：Zhang 等的研究表明急性嘌呤摄入增加痛风复发的风险接近 5 倍。但植物来源的嘌呤对痛风发作的近期影响远小于动物来源的嘌呤，避免富含嘌呤食物，特别是动物来源如肉类、海鲜的摄入，有助于降低痛风发作的风险。该团队还发现食用樱桃或其提取物可使痛风发作风险降低 35%，联合使用别嘌醇时痛风发作风险可进一步降低至75%。Dalbeth 等发现饮用纯牛奶可使血尿酸水平下降约 10%，这可能由于牛奶嘌呤含量低并有促进尿酸排泄作用。该团队还发现富含糖巨肽和 G600 乳脂的脱脂奶粉可降低痛风复发的次数。Choi 等发现饮用咖啡可降低血尿酸水平和痛风发生的风险，两者呈剂量依赖反应，但饮茶和纯咖啡因无上述效果，考虑该作用由咖啡中除外咖啡因的成分引起。Zgaga 等研究结果表明乳制品、钙和乳糖摄入与血尿酸盐水平呈负相关，甜饮摄入与血尿酸盐水平呈正相关，而果糖和富含嘌呤的蔬菜与尿酸无关，据此可推测甜饮中引起尿酸水平升高的成分可除外果糖。Holland 等的研究发现全面的饮食教育没有明显改善痛风患者的血尿酸水平，但该研究仅有 30 例患者参与，且研究者并不能保证参与者的依从性，该研究结果需进一步验证。虽然上述有部分研究结果表明通过改变饮食习惯可引起尿酸水平下降，但其方法是在短时间内进行较大程度的饮食习惯改变，测出的血尿酸值是近期某个时间点的结果，并不能确定长期的血尿酸水平情况。因此，若要明确通过改善饮食习惯能否降低血尿酸水平需要大规模的随访期较长的研究。②体育锻炼：体育锻炼在改善高尿酸血症患者预后中发挥重要的作用。众多研究表明高尿酸血症患者的全因死亡率和心血管疾病的风险明显升高，其全因死亡率是正常人群的 1.27 倍，但 Chen 等发现高尿酸血症患者在通过充分活动后不仅可抵消高尿酸血症引起全因死亡风险增加的 27%，并可进一步降低患者死亡风险的 11%，延长患者预期寿命 4 ～ 6 年。其中关于充分活动的定义，许多组织推荐为平均 150min/w 或 30min/d，每周至少 5 天，这是一个理想目标，如条件不允许情况下，运动时间可减至每天 15 分钟，运动方式由慢跑改为快步行走也可得到接近的效果。③减轻体重：肥胖不仅是心脑血管疾病的危险因素，也是代谢综合征的危险因素，肥胖可增加患者的死亡率，通过饮食控制和体育锻炼可降低患者体重，从而降低患者上述疾病的风险。Richette 等更发现减轻体重有降低血尿酸水平的作用，该作用可能通过降低甘油三酯水平来实现，而不是通过降低 XOD 活性或改善胰岛素抵抗实现。

综上，目前痛风患者的用药依从性差，临床医师在为痛风患者开始降尿酸治疗时，要关注患者用药依从性，为提高患者的用药依从性，临床医师应对痛风患者开展痛风知识的教育，尤其是年龄小、并发症少的患者，尽量让患者配合治疗，让其了解自行停药的危害。另外，针对饮食生活方式指导方面，通过改善饮食习惯可降低痛风发生和复发的风险，通过体育锻炼可降低痛风患者的死亡率，甚至延长患者的寿命。虽然目前关于改善饮食习惯能否降低血尿酸水平的观点尚未统一，但控制饮食还有减重、减少心血管危险因素的额外作用，因此强烈建议临床医师对痛风患者进行饮食生活方式的指导。饮食生活方式的改变作为一种零成本、无不良反应的治疗方法，可考虑将其作为痛风患者的基础治疗；对于拒绝药物治疗的无症状高尿酸血症患者，改善饮食生活方式也是一种不错的治疗方法。对痛风患者进行痛风知识的教育和痛风饮食生活方式的指导虽然本身没有显著的降尿酸作用，但两者在痛风治疗的过程中发挥着关键的作用，包括提高用药依从性、增加尿酸水平的达标率、减少痛风发作次数和改善预后等，因此，患者教育在痛风慢病管理中作用不容忽视。

（招淑珠　整理）

43. 差异化的临床路径是痛风慢病管理的必由之路

近年来，随着社会的发展和人民群众生活工作方式的迅速变化，我国疾病谱正在经历深刻的变化。痛风 / 高尿酸血症的发病率正迅速上升，成为威胁人民群众身心健康、加重社会疾病负担的"第四座高山"，对痛风实行有效的慢病管理已经刻不容缓。

当前，痛风管理过程中"患者疾病知晓率低、诊治依从性差、诊治不规范"，制订科学、高效、便捷的痛风管理临床路径是当务之急。但痛风 / 高尿酸血症作为一种异质性较大的慢性病，不同于相对单纯的外科疾病，故"一刀切"的临床路径无疑是低效的。做好痛风的慢病管理任重而道远，差异化的临床路径则是必由之路。如何因地制宜制订差异化的临床路径，是我们面对的共同挑战。

同时，2017 年我国的医疗改革工作正在不断深入，医疗卫生政策、医疗模式也在经历深刻变化。全民医保、强基层、保基本、医联体、信息化、社会资本引入、公立医院改革等稳步推进，临床路径工作也要与时俱进。笔者试述在制订临床路径过程中需要思考的一些因素，希望有助于各地因地制宜开展痛风的临床路径管理工作。第一，差异化临床路径的制订，首要考虑患者的一般疾病特征，差异化对待。从年龄的角度，随着痛风中位发病年龄的不断下降，对青少年痛风患者，临床路径应更多关注该群体的需要，尤其对患者的遗传因素、疾病机制方面有更多的了解，对环境因素、生活方式等方面的干预更要关口提前。从性别的角度，对于女性患者，应对其内分泌状况、心脑血管高危因素给予更多更细致的关注。从病程的角度，无症状高尿酸血症、痛风急性期、间歇期、慢性期等各个阶段的临床路径，如何过渡、衔接，都必须下功夫斟酌。

第二，差异化临床路径的制订，需要充分考虑不同患者群体的临床合并症，融合多学科智慧。不仅要考虑体重异常、高血压、糖代谢异常、血脂代谢异常、心脑血管病变等这些大家耳熟能详的因素，胃肠、肾脏、肝脏等脏器的功能异常和器质性病变，亦需纳入考虑。例如，消化性溃疡、慢性胃炎等情况在痛风、尤其是病程较长的患者中较为常见，临床路径有必要对 Hp 感染状态进行诊治干预。此时，细致化的临床路径须融合多学科智慧。

第三，要基于中外国情、各地区实际情况，充分考虑社会、生活、工作等因素，运用药物经济学的智慧提升临床路径的效费比。欧美发达国家制定的一系列指南固然对我们大有裨益，但我国人口基数极大、底子较为薄弱，党的十九大指出我国经济社会发展不均衡不充分的矛盾也较为突出，故不能简单套用成规。例如，我国无论是东部沿海地区、还是西部内陆地区，痛风发病率均迅速攀升，但两种地区经济发展差距较大、饮食结构迥异（前者海产品摄入量较大，后者高盐高脂饮食较为突出），其痛风防治策略侧重点各有不同，这在临床路径中须有明确体现。

第四，临床路径既要及时吸取新技术的营养，更要考虑到其在基层医疗机构的适用性。随着公立医院的职能变化、公立医院改革、医联体的建设、分级诊疗的深入开展，痛风管理的前沿阵地无疑将推进到广大基层医疗机构。近年来，尽管能谱 CT、肌骨超声、核医学手段、各种新特药物正如雨后春笋般涌现，但基层医疗机构能否具备吸纳、消化、运用上述手段的能力，不得不加以考虑，否则临床路径难以普惠，恐成空中楼阁。

第五，临床路径不能简单理解为"医疗机构的智慧结晶"，更要强调与医保政策、医保部门的联动。各地、各人的医保政策、医保待遇、个人支付能力差距巨大，既要考虑临床需要，又要考虑医保、个人经济负担和支付能力。当前高血压病、糖尿病在多地均被纳入医保门诊慢性病待遇目录，有利支撑了上述疾病治疗的规范化，极大提高了患者诊治的依从性，引导患者有序正规治疗，如能将痛风纳入医保门诊慢性病待遇，将对扭转目前痛风防治的不利局面大有裨益。

第六，拥抱互联网可极大发挥临床路径的社会效益。互联网可实现痛风防治知识的高效、迅速普及。借助互联网建立的医联体，可对基层医疗机构实现强有力的智力支持。痛风临床路径，如何引入互联网这一强有力杠杆，非常值得探索。

仍需指出的是，痛风的慢病管理和临床路径工作，既不能"一刀切"，也不能一蹴而就，盼我们同心协力、迎难而上，扭转当前痛风防治的严峻形势。

（方霖楷　整理）

观点精析：高尿酸血症及痛风健康管理势在必行！

作为风湿免疫疾病当中发病率最高、危害人体健康最重的疾病之一，近年来，倡导每年的 4 月 20 日作为"痛风日"有几个重要的目的和意义：①让我国大众知晓血尿酸水平＞420μmol/L是高尿酸血症的诊断标准，需要咨询专科医师如何监测和治疗；②强调高尿酸血症及痛风需要进行早期自我管理，尤其明确发生原因，做好不良生活习惯等方面的合理调节；③降尿酸的药物治疗提倡精准医疗和长期监测，最大限度减少并发症的发生；④让患者知晓此病是最难治的可治愈的病，可以通过自我管理达标治愈。

该病的知识普及、推广及防治需要政府和医患共同携手！

参考文献

1.Tu FY，Lin GT，Lee SS，et al.Prevalence of gout with comorbidity aggregations in southern Taiwan.Joint Bone Spine，2015，82（1）：45-51.

2.Kuo CF，Grainge MJ，Zhang W，et al.Global epidemiology of gout：prevalence，incidence and risk factors.Nat Rev Rheumatol，2015，11（11）：649-662.

3.Reis C，Viana Queiroz M.Prevalence of self-reported rheumatic diseases in a Portuguese population.Acta Reumatol Port，2014，39（1）：54-59.

4.中华医学会风湿病学分会.2016中国痛风诊疗指南.中华内科杂志，2016，55（11）：892-899.

5.Khanna D，Fitzgerald JD，Khanna PP，et al. 2012 American College of Rheumatology guidelines for management of gout. Part 1：systematic nonpharmacologic and pharmacologic therapeutic approaches to hyperuricemia.Arthritis Care Res（Hoboken），2012，64（10）：1431-1446.

6.欧姆，梁孟君，张望，等.狼疮肾炎患者高尿酸血症患病率及其危险因素分析.中华肾脏病杂志，2014，30（11）：805-812.

7.孙海鹏.高尿酸血症与女性膀胱癌相关性的临床研究.大连：大连医科大学，

2017：1-28.

8. Chuang SY，hen JH，Yeh WT，et al.Hyperuricemia and increased risk of ischemic heart disease in a large Chinese cohort.Int J Cardiol，2012，154（3）：316-321.

9. Einollahi B，Einollahi H，Rostami Z. Hyperurieemia beyond 1 year after kidney transplantation in pediatric patients：Prevalence and risk factors.Indian J Nephml，2012，22（4）：280-284.

10. Noone DG，Marks SD. Hyperuricemia is associated with hypertension，obesity，and albuminuria in chjldren with chronic kidney disease .J Pediatr，2013，162（1）：128-132.

11. Sáez-Torres C，Rodrigo D，Grases F，et al.Urinary excretion of calcium，magnesium，phosphate，citrate，oxalate，and uric acid by healthy schoolchildren using a 12-h collection protocol.Pediatr Nephrol，2014，29（7）：1201-1208.

12. Hofmann I.Myeloproliferative Neoplasms in Children.J Hematop, 2015, 8（3）：143-157.

13. Liu ZF，Zhang BL，Wang WH，et al. Clinical characteristics of children with acute rhabdomyolysis.Zhongguo Dang Dai Er Ke Za Zhi.2015.17（1 1）：1253-1256.

14. Kuroczycka-Saniutycz E，Porowski T，Protas PT，et al. Does obesity or hyperuricemia influence lithogenic risk profile in children wilh urolithiasis?Pediatr Nephrol.2015，30（5）：797-803.

15. Penido MG，Tavares Mde S. Pediatric primary urolithiasis：Symptoms，medical management and prevention strategies.World J Nephrol，2015，4（4）：444-454.

16. Valle M, Martos R, Canete MD, et al. Association of serum uric acid levels to inflammation biomarkers and endothelial dysfunction in obese prepubertal children. Pediatr Diabetes, 2015, 16 (6): 441-447.

17. Ságodi L, Fehér V, Kiss-Tóth E, et al. Metabolic complications of obesity during adolescence, particularly regarding elevated urjc acid levels.Orv Hetil, 2015, 156 (22): 888-895.

18. Butte NF, Liu Y, Zakeri IF, et al. Global metabolomic profiling targeting childhood obesity in the Hispanic population.Am J CIin Nutr, 2015, 102 (2): 256-267.

19. Thottam GE, Krasnokutsky S, Pillinger MH. Gout and Metabolic Syndrome: a Tangled Web. Curr Rheumatol Rep, 2017, 19 (10): 60.

20. Wei CY, Sun CC, Wei JC, et al. Association between Hyperuricemia and Metabolic Syndrome: An Epidemiological Study of a Labor Force Population in Taiwan. Biomed Res Int, 2015: 369179.

21. Kuwabara M, Kuwabara R, Hisatome I, et al."Metabolically Healthy" Obesity and Hyperuricemia Increase Risk for Hypertension and Diabetes: 5-year Japanese Cohort Study.Obesity (Silver Spring), 2017, 25 (11): 1997-2008.

22. Leiba A, Vinker S, Dinour D, et al.Uric acid levels within the normal range predict increased risk of hypertension: a cohort study.J Am Soc Hypertens, 2015, 9 (8): 600-609.

23. Jung JH, Song GG, Ji JD, et al.Metabolic syndrome: prevalence and risk factors in Korean gout patients.Korean J Intern Med, 2018, 33 (4): 815-822.

24. Kuo CF, See LC, Yu KH, et al. Significance of serum uric acid levels on the

risk of all-cause and cardiovascular mortality.Rheumatology （Oxford），2013，52（1）：127-134.

25. Song P，Yu J，Chang X，et al.Prevalence and Correlates of Metabolic Syndrome in Chinese Children：The China Health and Nutrition Survey.Nutrients，2017，9（1），pii：E79.

26. Genoni G，Menegon V，Secco GG，et al.Insulin resistance，serum uric acid and metabolic syndrome are linked to cardiovascular dysfunction in pediatric obesity.Int J Cardiol，2017，249：366-371.

27. Keenan T，Zhao W，Rasheed A，et al. Causal Assessment of Serum Urate Levels in Cardiometabolic Diseases Through a Mendelian Randomization Study. J Am Coll Cardiol，2016，67（4）：407-416.

28. Martínez-Quintana E，Tugores A，Rodríguez-González F.Serum uric acid levels and cardiovascular disease：the Gordian knot.J Thorac Dis，2016，8（11）：E1462-E1466.

29. Reynolds RJ，Vazquez AI，Srinivasasainagendra V，et al.Serum urate gene associations with incident gout，measured in the Framingham Heart Study，are modified by renal disease and not by body mass index.Rheumatol Int，2016，36（2）：263-270.

30. Perez-Ruiz F，Becker MA.Inflammation：a possible mechanism for a causative role of hyperuricemia/gout in cardiovascular disease.Curr Med Res Opin，2015，31 Suppl 2：9-14.

31. Han T，Lan L，Qu R，et al.Temporal Relationship Between Hyperuricemia and Insulin Resistance and Its Impact on Future Risk of Hypertension.Hypertension，2017，70（4）：703-711.

32. Kienhorst LB, van Lochem E, Kievit W, et al.Gout Is a Chronic Inflammatory Disease in Which High Levels of Interleukin-8 (CXCL8), Myeloid-Related Protein 8/Myeloid-Related Protein 14 Complex, and an Altered Proteome Are Associated With Diabetes Mellitus and Cardiovascular Disease.Arthritis Rheumatol, 2015, 67 (12): 3303-3313.

33. García-Méndez S, Rivera-Bahena CB, Montiel-Hernández JL, et al.A Prospective Follow-Up of Adipocytokines in Cohort Patients With Gout: Association With Metabolic Syndrome But Not With Clinical Inflammatory Findings: Strobe-Compliant Article.Medicine (Baltimore), 2015, 94 (26): e935.

34. Krishnan E.Interaction of inflammation, hyperuricemia, and the prevalence of hypertension among adults free of metabolic syndrome: NHANES 2009-2010.J Am Heart Assoc, 2014, 3 (2): e000157.

35. Luo C, Lian X, Hong L, et al.High Uric Acid Activates the ROS-AMPK Pathway, Impairs CD68 Expression and Inhibits OxLDL-Induced Foam-Cell Formation in a Human Monocytic Cell Line, THP-1.Cell Physiol Biochem, 2016, 40 (3-4): 538-548.

36. Yisireyili M, Hayashi M, Wu H, et al.Xanthine oxidase inhibition by febuxostat attenuates stress-induced hyperuricemia, glucose dysmetabolism, and prothrombotic state in mice.Sci Rep, 2017, 7 (1): 1266.

37. Li C, Li Z, Liu S, et al.Genome-wide association analysis identifies three new risk loci for gout arthritis in Han Chinese.Nat Commun, 2015, 6: 7041.

38. Torralba KD, De Jesus E, Rachabattula S.The interplay between diet, urate transporters and the risk for gout and hyperuricemia: current and future directions.Int J

Rheum Dis, 2012, 15 (6) : 499-506.

39. Neogi T, Chen C, Niu J, et al.Relation of temperature and humidity to the risk of recurrent gout attacks.Am J Epidemiol, 2014, 180 (4) : 372-377.

40. Liu R, Han C, Wu D, et al.Prevalence of Hyperuricemia and Gout in Mainland China from 2000 to 2014: A Systematic Review and Meta-Analysis.Biomed Res Int, 2015, 2015: 762820.

41. Choi HK, Niu J, Neogi T, et al.Nocturnal risk of gout attacks.Arthritis Rheumatol, 2015, 67 (2) : 555-562.

42. Köttgen A, Albrecht E, Teumer A, et al.Genome-wide association analyses identify 18 new loci associated with serum urate concentrations.Nat Genet, 2013, 45 (2): 145-154.

43. Zhang X, Yang X, Wang M, et al.Association between SLC2A9 (GLUT9) gene polymorphisms and gout susceptibility: an updated meta-analysis.Rheumatol Int, 2016, 36 (8) : 1157-1165.

44. Merriman T.Genomic Influences on Hyperuricemia and Gout.Rheum Dis Clin North Am, 2017, 43 (3) : 389-399.

45. Higashino T, Takada T, Nakaoka H, et al.Multiple common and rare variants of ABCG2 cause gout.RMD Open, 2017, 3 (2) : e000464.

46. Cleophas MC, Joosten LA, Stamp LK, et al.ABCG2 polymorphisms in gout: insights into disease susceptibility and treatment approaches. Pharmgenomics Pers Med, 2017, 10: 129-142.

47. Ragab G, Elshahaly M, Bardin T.Gout: An old disease in new perspective-A review.J Adv Res, 2017, 8 (5) : 495-511.

48. Mandal AK，Mount DB.The molecular physiology of uric acid homeostasis. Annu Rev Physiol，2015，77：323-345.

49. Steiger S，Harper JL.Mechanisms of spontaneous resolution of acute gouty inflammation.Curr Rheumatol Rep，2014，16（1）：392.

50. Yu JW，Lee MS.Mitochondria and the NLRP3 inflammasome：physiological and pathological relevance.Arch Pharm Res，2016，39（11）：1503-1518.

51. So AK，Martinon F.Inflammation in gout：mechanisms and therapeutic targets. Nat Rev Rheumatol，2017，13（11）：639-647.

52. 张文彬，沈育丽，傅君舟，等.尿酸钠结晶促进肾小管上皮细胞 Snail 表达的信号通路.实用医学杂志，2013，29（09）：1394-1396.

53. 张如峰，包淑贞，吴文英，等.尿酸盐结晶镜检在我省早期痛风性关节炎的临床诊断价值.青海医药杂志，2013，43（12）：1-3.

54. 李杰，郭君武，师新宇.双能量技术检测痛风患者尿酸盐沉积.郑州大学学报（医学版），2014，49（01）：134-137.

55. 张剑勇，肖敏，张薇，等.痛风免疫遗传学机制研究进展.风湿病与关节炎，2016，5（10）：74-76.

56. 刘伯让，莫基浩，曹佳佳.检查关节液中尿酸盐结晶有助于痛风的鉴别诊断.临床检验杂志（电子版），2012，1（2）：75-78.

57. Löffler C，Sattler H，Peters L，et al.Distinguishing gouty arthritis from calcium pyrophosphate disease and other arthritides.J Rheumatol，2015，42（3）：513-520.

58. Neogi T，Jansen TL，Dalbeth N，et al.2015 Gout classification criteria：an American College of Rheumatology/European League Against Rheumatism collaborative

initiative.Ann Rheum Dis, 2015, 74 (10): 1789-1798.

59. Gutierrez M, Schmidt WA, Thiele RG, et al.International Consensus for ultrasound lesions in gout: results of Delphi process and web-reliability exercise. Rheumatology (Oxford), 2015, 54 (10): 1797-1805.

60. Ottaviani S, Gill G, Aubrun A, et al.Ultrasound in gout: a useful tool for following urate-lowering therapy.Joint Bone Spine, 2015, 82 (1): 42-44.

61. Pattamapaspong N, Vuthiwong W, Kanthawang T, et al.Value of ultrasonography in the diagnosis of gout in patients presenting with acute arthritis. Skeletal Radiol, 2017, 46 (6): 759-767.

62. Ogdie A, Taylor WJ, Weatherall M, et al.Imaging modalities for the classification of gout: systematic literature review and meta-analysis.Ann Rheum Dis, 2015, 74 (10): 1868-1874.

63. Bongartz T, Glazebrook KN, Kavros SJ, et al.Dual-energy CT for the diagnosis of gout: an accuracy and diagnostic yield study.Ann Rheum Dis,2015,74(6): 1072-1077.

64. Baer AN, Kurano T, Thakur UJ, et al.Dual-energy computed tomography has limited sensitivity for non-tophaceous gout: a comparison study with tophaceous gout. BMC Musculoskelet Disord, 2016, 17: 91.

65. Chou H, Chin TY, Peh WC.Dual-energy CT in gout-A review of current concepts and applications.J Med Radiat Sci, 2017, 64 (1): 41-51.

66. Osmium P, Suffered P, Maugham J, et al.Imaging in Gout and Other Crystal-Related Arthropathies.Rheum Dis Clin North Am, 2016, 42 (4): 621-644.

67. Buckens CF，Terra MP，Maas M.Computed Tomography and MR Imaging in Crystalline-Induced Arthropathies.Radiol Clin North Am，2017，55（5）：1023-1034.

68. Jacques T，Michelin P，Badr S，et al.Conventional Radiology in Crystal Arthritis：Gout，Calcium Pyrophosphate Deposition，and Basic Calcium Phosphate Crystals.Radiol Clin North Am，2017，55（5）：967-984.

69. Lin CS，Lee WL，Hung YJ，et al.Prevalence of hyperuricemia and its association with antihypertensive treatment in hypertensive patients in Taiwan.Int J Cardiol，2012，156（1）：41-46.

70. Pagidipati NJ，Hess CN，Clare RM，et al. An examination of the relationship between serum uric acid level，a clinical history of gout，and cardiovascular outcomes among patients with acute coronary syndrome.Am Heart J，2017，187：53-61.

71. Zhen H，Gui F.The role of hyperuricemia on vascular endothelium dysfunction. Biomed Rep，2017，7（4）：325-330.

72. Zhang T，Pope JE.Cardiovascular effects of urate-lowering therapies in patients with chronic gout：a systematic review and meta-analysis.Rheumatology（Oxford），2017，56（7）：1144-1153.

73. Dalbeth N，Lauterio TJ，Wolfe HR.Mechanism of action of colchicine in the treatment of gout.Clin Ther，2014，36（10）：1465-1479.

74. Richette P，Doherty M，Pascual E，et al.2016 updated EULAR evidence-based recommendations for the management of gout.Ann Rheum Dis，2017，76（1）：29-42.

75. 高尿酸血症相关疾病诊疗多学科共识专家组 . 中国高尿酸血症相关疾病诊

疗多学科专家共识.中华内科杂志，2017，56（3）：235-248.

76. Ottaviani S，Moltó A，Ea HK，et al.Efficacy of anakinra in gouty arthritis：a retrospective study of 40 cases.Arthritis Res Ther，2013，15（5）：R123.

77. Sundy JS，Schumacher HR，Kivitz A，et al.Rilonacept for gout flare prevention in patients receiving uric acid-lowering therapy：results of RESURGE，a phase III，international safety study.J Rheumatol，2014，41（8）：1703-1711.

78. Chakraborty A，Van LM，Skerjanec A，et al.Pharmacokinetic and pharmacodynamic properties of canakinumab in patients with gouty arthritis.J Clin Pharmacol，2013，53（12）：1240-1251.

79. Nuki G，Doherty M，Richette P.Current management of gout：practical messages from 2016 EULAR guidelines.Pol Arch Intern Med，2017，127（4）：267-277.

80. Diller M，Fleck M.An update on gout：diagnostic approach，treatment and comorbidity.Dtsch Med Wochenschr，2016，141（16）：1164-1166.

81. Sivera F，Andrés M，Carmona L，et al.Multinational evidence-based recommendations for the diagnosis and management of gout：integrating systematic literature review and expert opinion of a broad panel of rheumatologists in the 3e initiative.Ann Rheum Dis，2014，73（2）：328-335.

82. Graf SW，Whittle SL，Wechalekar MD，et al.Australian and New Zealand recommendations for the diagnosis and management of gout：integrating systematic literature review and expert opinion in the 3e Initiative.Int J Rheum Dis，2015，18（3）：341-351.

83. Hoy SM.Lesinurad：First Global Approval.Drugs，2016，76（4）：509-516.

84. Tausche AK，Alten R，Dalbeth N，et al.Lesinurad monotherapy in gout patients intolerant to a xanthine oxidase inhibitor：a 6 month phase 3 clinical trial and extension study.Rheumatology（Oxford），2017，56（12）：2170-2178.

85. Saag KG，Fitz-Patrick D，Kopicko J，et al. FRI0320 Lesinurad，a selective uric acid reabsorption inhibitor，in combination with allopurinol：results from a phase III study in gout patients having an inadequate response to standard of care（CLEAR 1）. Ann Rheum Dis，2015，74（Suppl 2）：545.2-545.

86. Dalbeth N，Jones G，Terkeltaub R，et al.Lesinurad，a Selective Uric Acid Reabsorption Inhibitor，in Combination With Febuxostat in Patients With Tophaceous Gout：Findings of a Phase III Clinical Trial.Arthritis Rheumatol，2017，69（9）：1903-1913.

87. 刘磊，杨雪，梁敏锐，等．痛风治疗新药——选择性尿酸重吸收抑制剂 lesinurad.上海医药，2016，37（19）：76-79.

88. Nossent J，Raymond W，Divitini M，et al.Asymptomatic hyperuricemia is not an independent risk factor for cardiovascular events or overall mortality in the general population of the Busselton Health Study.BMC Cardiovasc Disord，2016，16（1）：256.

89. Mazza A，Lenti S，Schiavon L，et al.Asymptomatic hyperuricemia is a strong risk factor for resistant hypertension in elderly subjects from general population.Biomed Pharmacother，2017，86：590-594.

90. Ramirez MEG，Bargman JM.Treatment of asymptomatic hyperuricemia in chronic kidney disease：A new target in an old enemy-A review.J Adv Res，2017，8（5）：551-554.

91. Krasnokutsky S, Oshinsky C, Attur M, et al.Serum Urate Levels Predict Joint Space Narrowing in Non-Gout Patients With Medial Knee Osteoarthritis.Arthritis Rheumatol, 2017, 69 (6): 1213-1220.

92. Kim S, Chang Y, Yun KE, et al.Development of Nephrolithiasis in Asymptomatic Hyperuricemia: A Cohort Study.Am J Kidney Dis, 2017, 70 (2): 173-181.

93. Sanchis-Gomar F, Salvagno GL, Lippi G.Inhibition of xanthine oxidase and exercise on serum uric acid, 25 (OH) D3, and calcium concentrations.Clin Lab, 2014, 60 (8): 1409-1411.

94. Saladini F, Mos L, Fania C, et al.Regular physical activity prevents development of hypertension in young people with hyperuricemia.J Hypertens, 2017, 35 (5): 994-1001.

95. Faragher RI, Caelli DJ.Gout and hyperuricaemia.Aust Fam Physician, 1987, 16 (6): 843-4, 848.

96. Rees F, Hui M, Doherty M.Optimizing current treatment of gout.Nat Rev Rheumatol, 2014, 10 (5): 271-83.

97. Robinson PC, Stamp LK.The management of gout: Much has changed.Aust Fam Physician, 2016, 45 (5): 299-302.

98. Qaseem A, Harris RP, Forciea MA, et al.Management of Acute and Recurrent Gout: A Clinical Practice Guideline From the American College of Physicians.Ann Intern Med, 2017, 166 (1): 58-68.

99. Schlesinger N.The safety of treatment options available for gout.Expert Opin

Drug Saf, 2017, 16 (4): 429-436.

100. Kuo CF, Grainge MJ, Mallen C, et al.Rising burden of gout in the UK but continuing suboptimal management: a nationwide population study.Ann Rheum Dis, 2015, 74 (4): 661-667.

101. Fu T, Cao H, Yin R, et al.Associated factors with functional disability and health-related quality of life in Chinese patients with gout: a case-control study.BMC Musculoskelet Disord, 2017, 18 (1): 429.

102. Fu T, Cao H, Yin R, et al.Depression and anxiety correlate with disease-related characteristics and quality of life in Chinese patients with gout: a case-control study.Psychol Health Med, 2018, 23 (4): 400-410.

103. Changchien TC, Yen YC, Lin CL, et al.High Risk of Depressive Disorders in Patients With Gout: A Nationwide Population-Based Cohort Study.Medicine (Baltimore), 2015, 94 (52): e2401.

104. Prior JA, Mallen CD, Chandratre P, et al.Gout characteristics associate with depression, but not anxiety, in primary care: Baseline findings from a prospective cohort study.Joint Bone Spine, 2016, 83 (5): 553-558.

105. Richette P, Poitou C, Manivet P, et al.Weight Loss, Xanthine Oxidase, and Serum Urate Levels: A Prospective Longitudinal Study of Obese Patients.Arthritis Care Res (Hoboken), 2016, 68 (7): 1036-1042.

106. Chen JH, Wen CP, Wu SB, et al.Attenuating the mortality risk of high serum uric acid: the role of physical activity underused.Ann Rheum Dis, 2015, 74 (11): 2034-2042.

107. Holland R, McGill NW.Comprehensive dietary education in treated gout patients does not further improve serum urate.Intern Med J, 2015, 45 (2): 189-194.

108. Rees F, Jenkins W, Doherty M.Patients with gout adhere to curative treatment if informed appropriately: proof-of-concept observational study.Ann Rheum Dis, 2013, 72 (6): 826-830.

109. Nielsen SM, Bartels EM, Henriksen M, et al.Weight loss for overweight and obese individuals with gout: a systematic review of longitudinal studies.Ann Rheum Dis, 2017, 76 (11): 1870-1882.

110. 吴冕, 陈海冰. 高尿酸血症与癌症. 中华内分泌代谢杂志, 2016, 32 (5): 429-432.

111. Wang W, Xu D, Wang B, et al.Increased Risk of Cancer in relation to Gout: A Review of Three Prospective Cohort Studies with 50, 358 Subjects.Mediators Inflamm, 2015, 2015: 680853.

112. Chen CJ, Yen JH, Chang SJ.Gout patients have an increased risk of developing most cancers, especially urological cancers.Scand J Rheumatol, 2014, 43 (5): 385-390.

113. Kuo MC, Chang SJ, Hsieh MC.Colchicine Significantly Reduces Incident Cancer in Gout Male Patients: A 12-Year Cohort Study.Medicine (Baltimore), 2015, 94 (50): e1570.

114. Chen CJ, Hsieh MC, Liao WT, et al.Allopurinol and the incidence of bladder cancer: a Taiwan national retrospective cohort study.Eur J Cancer Prev, 2016, 25 (3): 216-223.

115. Kang DH，Ha SK.Uric Acid Puzzle：Dual Role as Anti-oxidantand Pro-oxidant.Electrolyte Blood Press，2014，12（1）：1-6.

116. Kang KY，Hong YS，Park SH，et al.Low levels of serum uric Acid increase the risk of low bone mineral density in young male patients with ankylosing spondylitis.J Rheumatol，2015，42（6）：968-974.

117. Lai JH，Luo SF，Hung LF，et al.Physiological concentrations of soluble uric acid are chondroprotective and anti-inflammatory.Sci Rep，2017，7（1）：2359.

118. Vargas-Santos AB，Neogi T.Management of Gout and Hyperuricemia in CKD. Am J Kidney Dis，2017，70（3）：422-439.

119. Kiltz U，Smolen J，Bardin T，et al.Treat-to-target（T2T）recommendations for gout.Ann Rheum Dis，2017，76（4）：632-638.

120. Jansen TL，Janssen M.The American College of Physicians and the 2017 guideline for the management of acute and recurrent gout：treat to avoiding symptoms versus treat to target.Clin Rheumatol，2017，36（11）：2399-2402.

121. Tohkin M，Kaniwa N，Saito Y，et al.A whole-genome association study of major determinants for allopurinol-related Stevens-Johnson syndrome and toxic epidermal necrolysis in Japanese patients.Pharmacogenomics J，2013，13（1）：60-69.

122. Yu KH，Yu CY，Fang YF.Diagnostic utility of HLA-B*5801 screening in severe allopurinol hypersensitivity syndrome：an updated systematic review and meta-analysis.Int J Rheum Dis，2017，20（9）：1057-1071.

123. Dalbeth N，Stamp LK，Merriman TR.The genetics of gout：towards personalised medicine？BMC Med，2017，15（1）：108.

124. Xu X, Hu J, Song N, et al.Hyperuricemia increases the risk of acute kidney injury：a systematic review and meta-analysis.BMC Nephrol, 2017, 18 (1)：27.

125. Hui M, Carr A, Cameron S, et al.The British Society for Rheumatology Guideline for the Management of Gout.Rheumatology (Oxford), 2017, 56 (7)：e1-e20.

126. Yamanaka H, Tamaki S, Ide Y, et al.Stepwise dose increase of febuxostat is comparable with colchicine prophylaxis for the prevention of gout flares during the initial phase of urate-lowering therapy：results from FORTUNE-1, a prospective, multicentre randomised study.Ann Rheum Dis, 2018, 77 (2)：270-276.

127. Slot O.Gout in a rheumatology clinic：results of EULAR/ACR guidelines-compliant treatment.Scand J Rheumatol, 2018, 47 (3)：194-197.

128. Guo Z, Zhang J, Wang Z, et al.Intestinal Microbiota Distinguish Gout Patients from Healthy Humans.Sci Rep, 2016, 6：20602.

129. Vieira AT, Macia L, Galvão I, et al.A Role for Gut Microbiota and the Metabolite-Sensing Receptor GPR43 in a Murine Model of Gout.Arthritis Rheumatol, 2015, 67 (6)：1646-1656.

130. Vieira AT, Galvão I, Macia LM, et al.Dietary fiber and the short-chain fatty acid acetate promote resolution of neutrophilic inflammation in a model of gout in mice.J Leukoc Biol, 2017, 101 (1)：275-284.

131. Ichida K, Matsuo H, Takada T, et al.Decreased extra-renal urate excretion is a common cause of hyperuricemia.Nat Commun, 2012, 3：764.

132. Lee JH, Yang JA, Shin K, et al.Elderly Patients Exhibit Stronger Inflammatory Responses during Gout Attacks.J Korean Med Sci, 2017, 32 (12)：1967-1973.

出版者后记
Postscript

　　科学技术文献出版社自 1973 年成立即开始出版医学图书，40 余年来，医学图书的内容和出版形式都发生了很大变化，这些无一不与医学的发展和进步相关。《中国医学临床百家》从 2016 年策划至今，感谢 600 余位权威专家对每本书、每个细节的精雕细琢，现已出版作品近百种。2018 年，丛书全面展开学科总主编制，由各个学科权威专家指导本学科相关出版工作，我们以饱满的热情迎来了《中国医学临床百家》丛书各个分卷的诞生，也期待着《中国医学临床百家》丛书的出版工作更加科学与规范。

　　近几年，中国的临床医学有了很大的发展，在国际医学领域也开始崭露头角。以北京天坛医院牵头的 CHANCE 研究成果改写美国脑血管病二级预防指南为标志，中国一批临床专家的科研成果正在走向世界。但是，这些权威临床专家的科研成果多数首先发表在国外期刊上，之后才在国内期刊、会议中展现。如果出版专著，又为多人合著，专家个人的观点和成果精华被稀释。为改变这种零落的展现方式，作为科技部所属的唯一一家出版机构，我们有责任为中国的临床医生提供一个系统展示临床研究成果的舞台。为此，我们策划出版了这套高端医学专著——《中国医学临床百家》丛书。